Michael Östreicher

Die Golfschulter

Pathomechanik, Therapie und ihr Einfluss auf die
Schlägerkopfgeschwindigkeit bei Golfspielern

Diplomica® Verlag GmbH

Östreicher, Michael: Die Golfschulter: Pathomechanik, Therapie und ihr Einfluss auf die Schlägerkopfgeschwindigkeit bei Golfspielern, Hamburg, Diplomica Verlag GmbH 2012

ISBN: 978-3-8428-7166-3
Druck: Diplomica® Verlag GmbH, Hamburg, 2012
Covermotiv: © lichtmeister · Fotolia.com

Bibliografische Information der Deutschen Nationalbibliothek:
Die Deutsche Nationalbibliothek verzeichnet diese Publikation in der Deutschen Nationalbibliografie; detaillierte bibliografische Daten sind im Internet über http://dnb.d-nb.de abrufbar.

Die digitale Ausgabe (eBook-Ausgabe) dieses Titels trägt die ISBN 978-3-8428-2166-8 und kann über den Handel oder den Verlag bezogen werden.

© Diplomica Verlag GmbH
http://www.diplomica-verlag.de, Hamburg 2012
Printed in Germany

I. Inhaltsverzeichnis

II. Abbildungs- und Tabellenverzeichnis

III. Abkürzungsverzeichnis

d.h.	das heißt
Hrsg.	Herausgeber
Lig.	Ligamentum
Ligg.	Ligamenti
M.	Musculus
Mm.	Musculi
MRT	Magnetresonanztomographie
Proc.	Processus
S.	Seite
ToB	Top of the Backswing
vgl.	vergleiche
z.B.	zum Beispiel

IV. Glossar

Antagonist Gegenspieler eines Muskels; bewegt das Gelenk in die entgegen gesetzte Richtung

Arthroskopie Gelenkspiegelung mit Hilfe eines Endoskops, durch welches optische Systeme und chirurgische Instrumente für kleine operative Eingriffe in ein Gelenk eingeführt werden können

Arthroligamentäre Techniken Spezielle physiotherapeutische Behandlungstechnik zur Entspannung von Gelenken und des dazugehörenden Bandapparates

Biomechanik Befasst sich mit Funktionen und Strukturen von Bewegungsapparat und Bewegungen von biologischen Systemen

Exzentrisch Bremsende Arbeitsweise eines Muskels, während sich Ursprung und Ansatz voneinander entfernen

Fibrosierung Gewebeverhärtung infolge einer Neubildung von Bindegewebsfasern

Infiltration Das Eindringen fester oder flüssiger Substanz in biologisches Gewebe

Konzentrisch Ursprung und Ansatz des Muskels nähern sich an

Myofasziale Techniken Spezielle physiotherapeutische Techniken zur Entspannung, Mobilisierung und Mehrdurchblutung von Muskeln und deren Bindegewebe

Nervenmobilisation Spezielle physiotherapeutische Technik zur Mobilisation von peripheren Nerven

Propriozeption	Die Wahrnehmung von Körperbewegung und -lage im Raum
Resektion	Abschneiden bzw. Entfernung von Knochen, Gewebe oder Organen
Tenderpunkt	Schmerzpunkt im Bereich der Muskelsehne, der durch erhöhte Rezeptorenspannung entsteht; wird durch Druck und Annäherung der betroffenen Muskelsehne behandelt
Traktionsbehandlung	Schmerzdämpfende und mobilisierende Behandlung von Gelenken durch eine ziehende Kraft
Triggerpunkt	Maximaler Verspannungspunkt eines Muskelbauches; wird durch manuellen Druck behandelt

V. Ausführung

1 Einleitung

Der Golfsport hat in den letzten zehn Jahren in Deutschland eine positive Entwicklung durchlaufen. Von 1999 bis 2009 stieg die Anzahl der Golfclubs in Deutschland um 30,1 Prozent an. Die Zahl der aktiven Mitglieder im Deutschen Golf Verband (DGV) erhöhte sich im selben Zeitraum von 345.206 auf 599.328 (Deutscher Golf Verband, 2010).

Obwohl der Golfschwung grundsätzlich nicht gesundheitsgefährdend ist (Lehnertz et al., 2002, S. 90), kommt es dennoch häufig zu Überlastungsschäden am Bewegungsapparat. Laut Grosheger et al. (2003) und Theriault & Lachance (1998) resultieren diese Überlastungsschäden bei Golfspielern hauptsächlich aus Fehlern der Grundschwungtechnik. Diese Technikfehler lösen vor allem strukturelle Überlastungen im Bereich der unteren Lendenwirbelsäule, des Schultergelenkes und im Ellenbogengelenk aus (Grosheger et al., 2003; Lehnertz et al., 2002, S. 91; Theriault & Lachance, 1998). Ein besonders häufig auftretendes Überlastungssyndrom des Golfspielers ist dabei das so genannte Schulterimpingement Syndrom. McHardy & Pollard (2005) sehen nahezu jeden fünften Amateurgolfspieler von einem Schulterimpingement Syndrom betroffen. Die Häufigkeit dieses Überlastungssyndroms hat die Sportmedizin dazu bewogen, das Impingement Syndrom bei Golfspielern als Golfschulter zu titulieren. Trotz einer eigenen Fachbezeichnung stehen bis heute keine Studien zur Verfügung, die sich mit dem Einfluss der Golfschulter auf die Schlägerkopfgeschwindigkeit beschäftigen.

Ziel dieses Buches ist es aufzuzeigen, welche Auswirkungen ein bestehendes Schulterimpingement Syndrom auf die Schlägerkopfgeschwindigkeit (Schwunggeschwindigkeit), bei leistungsstarken Amateurgolfspielern, hat. Das Buch beginnt zunächst mit einer theoretischen Abhandlung über das Schulterimpingement Syndrom (Kapitel zwei). Kapitel drei befasst sich mit der Grundtechnik des Golfschwungs unter besonderer Berücksichtigung der biomechanischen Bewegungsabläufe der Schultergelenke und Schultermuskulatur während der einzelnen Grundschwungphasen. Am Ende dieses Buches wird die Methodik der Untersuchung definiert und die Ergebnisse der Studie präsentiert.

2 Impingement Syndrom

Zur näheren Betrachtung des Schulterimpingement Syndroms und dessen Therapiemanagements müssen zunächst die anatomischen Strukturen der Schulter und die Schultermechanik beleuchtet werden.

2.1 Anatomie der Schulter

Anatomisch betrachtet, setzen sich Schultergelenk und Schultergürtel aus fünf einzelnen Gelenken zusammen. Nachfolgende Abbildung zeigt diesen Gelenkkomplex, bestehend aus Sternoclaviculargelenk (1), Acromioclaviculargelenk (2), subacromialen Nebengelenk (3), Glenohumeralgelenk (4) und scapulothorakale Gleitschicht (5).

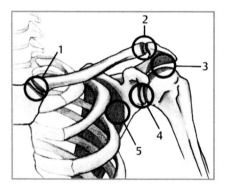

Abbildung 1: Die fünf Schultergelenke
(Lomba & Peper, 2007, S. 118)

Diese fünf Gelenke werden als eine funktionelle Einheit angesehen und sind für das große Bewegungsausmaß der oberen Extremität verantwortlich (Appel & Menke, 2001, S. 240).

Der Schultergürtel besteht aus dem Schlüsselbein (Klavikula), dem Schulterblatt (Skapula), den Gelenken vom Schlüsselbein zum Brustbein und Schulterblatt und der hinteren (dorsalen) beziehungsweise vorderen (ventralen) Muskulatur. Funktionelle Kugelgelenke verbinden das Schlüsselbein mit dem Brustbein (Articulatio sternoclavicularis) und dem Schulterblatt (Articulatio acromioclavicularis). Diese Gelenkformation wird von zahlreichen Bändern gegen große Belastungen gesichert. Die Ligg. sternoclavicularis anterius, sternoclavicularis posterius, costoclaviculare und interclaviculare stabilisieren das sternoclaviculare Gelenk.

Das Schultereckgelenk (Acromioclaviculargelenk) ist zwischen dem äußeren (lateralen) Ende des Schlüsselbeines und der Facies articularis des Arcromions lokalisiert. Dieses Gelenk wird durch das acromioclaviculare und das coracoclaviculare Band verstärkt. Letzteres setzt sich aus den Ligg. trapezoideum und conoideum zusammen.

Zusätzlich kann das scapulothorakale Nebengelenk dem Schultergürtel zugerechnet werden. Es besteht aus dem von Bindegewebe ausgefülltem Verschieberaum zwischen M. serratus anterior und M. subscapularis. Dieses Gleitlager ist für die Mobilität des Schulterblattes essentiell wichtig. Nur eine gute Mobilität des Schulterblattes und ein aktiver M. serratus anterior ermöglichen es dem Schultergelenk so genannte Über-Kopf-Bewegungen auszuführen (vgl. 2.2).

Das Schultergelenk (Glenohumeralgelenk), welches ein typisches Kugelgelenk und das beweglichste Gelenk des Körpers ist, besteht aus dem Schulterblatt und dem Kopf des Oberarmknochens (Humeruskopf). Obwohl die flache Gelenkpfanne am äußeren Schulterblattwinkel durch eine Gelenklippe (Labrum glenoidale) vergrößert wird, ist sie im Verhältnis zu klein für eine echte Knochenführung. Das Missverhältnis der beiden gelenkbildenden Flächen beträgt etwa vier (Humeruskopf) zu eins (Gelenkpfanne). Die Außenfläche der faserknorpeligen Gelenklippe dient zudem als Ansatzpunkt für die weite, schlaffe Gelenkkapsel, die vorne durch das coracohumerale Band verstärkt wird. Über der Gelenkpfanne ragt ein rabenschnabelförmiger Knochenvorsprung (Proc. Coracoideus) nach vorne, dessen Spitze über dem Schultergelenk liegt. Über die Rückseite zieht eine kräftige, zur Scapula gehörige Leiste (Spina scapulae), die mit dem Acromion endet, welches wiederum mit dem Schlüsselbein das äußere Schlüsselbeingelenk bildet. Das kräftige coraco-acromiale Band formiert das Dach des Schultergelenks und sichert es gleichzeitig davor, dass der Humeruskopf, zum Beispiel beim Armaufstützen nach oben, aus der Pfanne gleitet.

Die Sicherung des Gelenks wird vor allem durch die Muskulatur gewährleistet, die das Schultergelenk mantelförmig umgibt. Zu den Muskeln, die vom Rumpf zum Schultergürtel ziehen, gehören der M. trapezius, der die Schulter nach hinten zieht, den Kopf nach hinten neigt, die Wirbelsäule streckt und das Schulterblatt dreht, und der M.

levator scapulae, der das Schulterblatt hebt und die Halswirbelsäule zur Seite neigt. Die Mm. pectoralis minor et serratus anterior fixieren das Schulterblatt und bewegen es in alle Richtungen. Zu den Muskeln, die vom Rumpf zum Oberarm ziehen, gehören unter anderem die beiden großen Mm. pectoralis major et latissimus dorsi. Diese ergänzen sich gegenseitig und sind für die Bewegung des Schultergelenks unerlässlich. Der M. deltoideus ist der wichtigste der Muskeln, die vom Schultergürtel zum Oberarm ziehen und das Schulterblatt mantelförmig umgeben. Der M. deltoideus ist der einzige Muskel, der an allen Bewegungen des Schultergelenks beteiligt ist. Dieser Muskel ist vom Humeruskopf durch die Bursa subdeltoidea getrennt, die häufig eine Verbindung zur Bursa subacromialis aufweist. Die beiden Schleimbeutel werden als subacromiales Nebengelenk des Schultergelenks bezeichnet. Der M. supraspinatus bildet zusammen mit den Mm. infraspinatus, teres minor sowie dem M. subscapularis die so genannte Rotatorenmanschette. Diese ist maßgeblich an der Gelenksicherung und -verstärkung beteiligt, da alle Sehnen der Rotatorenmanschette in die Gelenkkapsel einstrahlen. Direkt unterhalb des Acromions befindet sich ein Schleimbeutel (Bursa subacromialis), der vor allem dem M. supraspinatus das Gleiten im Schultergelenk erleichtert. Der lange Kopf des M. biceps brachii, der funktionell und anatomisch der Rotatorenmanschette zugerechnet werden kann, und der lange Kopf dessen Antagonisten M. triceps brachii drücken den Humeruskopf in die Gelenkpfanne hinein und tragen somit auch wesentlich zur muskulären Sicherung dieses Gelenks bei (Appell & Menke, 2001, S. 239 ff.). Mit Ausnahme des M. trapezius wird die oben angeführte Muskulatur von Nerven angeregt, die aus den unteren vier Segmenten der Halswirbelsäule sowie aus einem Teil des ersten Brustwirbelsäulensegments stammen. Der Trapezmuskel wird hauptsächlich durch den Nervus accessorius innerviert, welcher den so genannten Hirnnerven zugeordnet werden kann.

Aus der oben aufgezeigten Verkettung von knöcherner Situation, schlaffer Gelenkkapsel und der Vielzahl an Muskeln resultiert die große Bewegungsfreiheit des Schultergelenks. Dieses bietet somit ein hohes Ausmaß an Bewegungsmöglichkeiten. Es wird zwischen der Adduktion, das Heranziehen des Armes zum Körper und der Abduktion, das seitliche Heben des Armes, unterschieden. Des Weiteren kennt man die Anteversion, ein nach vorne Heben des Armes und eine Retroversion, ein Rückheben des Armes. Schließlich können noch Rotationsbewegungen im Schultergelenk durchgeführt werden, die in eine Innen- und Außenrotation unterteilt werden (Platzer, 1991, S. 146).

Abbildung 2 zeigt die Bewegungen, die der Humerus im Schultergelenk alleine erreichen kann: 90° Abduktion, 20°-40° Adduktion, 90° Anteversion, 40° Retroversion und 70° Innen- und Außenrotation.

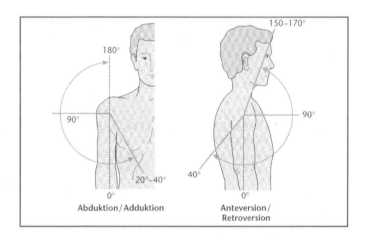

Abbildung 2: Schulterbewegung: Anteversion und Retroversion, Abduktion und Adduktion

(Grifka, 2005, S. 96)

Das Schultergelenk alleine ist nicht in der Lage eine Überkopfbewegung auszuführen. Um demnach eine Abduktion über 90°, auch Elevation genannt, durchführen zu können, bedarf es der Mithilfe des Schultergürtels. Im Folgenden werden die einzelnen Bewegungsphasen der Überkopfbewegung aufgezeigt:

1. Phase (0° bis 90°):
Bei dieser Bewegung wirken vor allem der M. supraspinatus und M. deltoideus mit. Werden ungefähr 90° erreicht, endet diese Phase durch den Kontakt des Tuberculum majus mit dem Acromion.

2. Phase (90° bis 150°):

In dieser Phase kommt es zu Bewegungen im scapulothoracalen Gleitlager, im Acromioclaviculargelenk und im Sternoclaviculargelenk. Als wichtigster Akteur sei hier der M.
serratus anterior erwähnt, der das Schulterblatt nach lateral und ventral bewegt und ohne
dessen Mithilfe die oben genannten Gradzahlen nicht erreicht werden könnten.

3. Phase (150°-180°):

Um die endgradige Elevation zu erreichen ist die Mithilfe der Brustwirbelsäule notwendig. Diese muss eine Seitneigung zur Gegenseite und eine Rotation zur gleichen Seite
ausführen bei einer einseitigen Elevation und eine Extensionsbewegung durchführen bei
einer beidseitigen Elevation (Kapandji, 2006, 64-65).

Aufgrund des komplizierten Zusammenspiels von Schultergelenk, Schultergürtel
und Brustwirbelsäule ist es nachvollziehbar, dass schon geringe Störungen in den
einzelnen Strukturen eine Veränderung der Biomechanik der Schulter auslösen können.
Kommt es zu Veränderungen der Biomechanik in einem der oben genannten Bereiche
kann dies zu Beschwerden und Funktionsverlust im Schultergelenk führen. Auch die
Genese des Schulterimpingement Syndroms kann durch Veränderungen der biomechanischen Schulterkinematik begünstigt werden. Dieses Schultersyndrom soll im folgenden Abschnitt näher beleuchtet werden.

2.2 Definition

Der Begriff Impingement Syndrom (to impinge = anstoßen) wurde von Neer (1972)
eingeführt. Es handelt sich hierbei um ein Engpasssyndrom unterhalb des Schulterdaches, infolge einer lokalen, anatomischen Konfliktsituation. Hier kommt es zu einem
Anstoßen zwischen den Sehnen der Rotatorenmanschette, im Besonderen der Supraspinatussehne bzw. der Bursa subacromialis, mit dem coracoacromialen Schulterdach.
Dieses Anstoßen führt zu einer schmerzhaften Funktionsstörung in der Schulter beim
Abheben des Armes.

Heute steht das Impingement Syndrom, früher auch als Perioathropatia hume-
roscapularis bezeichnet, für eine Vielzahl von Schultererkrankungen, die als gemein-
sames Symptom einen bewegungsabhängigen Schulterschmerz zeigen. Häufig von

dieser Problematik betroffen sind Menschen, die einer Arbeit am Computer nachgehen, aber auch Über-Kopf-Arbeiter und Wurfsportler. Bettin et al. (1992) beschreiben in ihrer Studie, dass das Impingement Syndrom beim Wasserballer als die häufigste Beschwerdeursache für den Belastungsschmerz im Bereich der Schulter angesehen werden kann. Des Weiteren fanden Kim et al. (2004) heraus, dass das subacromiale Impingement auch im Golfsport die häufigste Schulterverletzung darstellt. Differential-diagnostisch betrachtet wird das Impingement Syndrom in ein subacromiales Impinge-ment (Outlet-Impingement) und ein ventrales Instabilitätsimpingement (Non-Outlet-Impingement) unterschieden (König & Kausch, 1999, S. 1-5).

2.2.1 Outlet-Impingement

Unter dem Begriff „Outlet-Impingement" werden die Faktoren zusammengefasst, welche vom Schulterdach auf die darunter liegenden Weichteile einwirken. Bei dieser Art des Impingement Syndroms spielt vor allem die Form des Acromions eine wesentli-che Rolle. Bigliani et al. (1986) teilten die Form des Acromions radiologisch in drei Typen ein und zeigten einen Zusammenhang zwischen Acromiontyp und den damit verbundenen Schädigungen der Rotatorenmanschette.

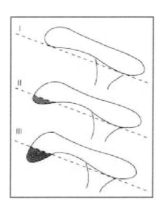

Abbildung 3: Acromiontypen nach Bigliani
(Lessl & Imhoff, 1999, S. 181)

Abbildung 3 zeigt die drei Acromiontypen, wobei Typ I als flaches, Typ II als geboge-nes und Typ III als hakenförmiges Acromion bezeichnet wird. Als ursächliche Faktoren für ein Outlet-Impingement gelten vor allem ein gebogener oder ein hakenförmiger Vorderrand des Acromions (Mayerhöfer & Breitenseher, 2004).

Weitere Auslöser eines Outlet-Impingements können Spornbildungen am vorderen Acromionrand und Kalkablagerungen am Acromioclavikulargelenk sein. Posttraumatische Fehlheilungen von Prozessus coracoideus, Acromion und Tuberculum majus führen zu Reizzuständen der Supraspinatussehne und somit zu einem Outlet-Impingement (Buckup, 2009, S. 87-88).

2.2.2 Non-Outlet-Impingement

Hierbei handelt es sich um ein funktionelles Impingement Syndrom, von Orthopäden häufig als „ventrale Instabilität" diagnostiziert, welches im glenohumeralen Gelenk auftritt. In diesem Gelenk kommt es oftmals zu einem Humeruskopfhochstand, der durch eine Gelenkinstabilität hervorgerufen wird, die wiederum durch Muskelimbalancen entsteht.

Dieses muskuläre Ungleichgewicht kann den Humeruskopf nicht nur zu weit nach oben (kranial), sondern auch zu weit nach ventral ziehen und somit ein Instabilitäts-Impingement auslösen. Als Ursache nennt Haaker (1996, S. 345) ein „Mißverhältnis zwischen der kopfwärts (kranialwärts) gerichteten Kraft des Deltamuskels und der zentrierenden Kraft der Rotatorenmuskeln der Schulter. Dies führt zu einem Höhertreten des [Humerus-] Kopfes unter das Schulterdach und damit zu einem Engpaßsyndrom für die Rotatorensehnenkappe". Eine weitere, häufig auftretende muskuläre Imbalance entsteht durch ein Fehlverhältnis zwischen Schulterinnenrotatoren (M. pectoralis major; M. latissimus dorsi; M. supscapularis) und Schulteraußenrotatoren (M. infraspinatus und M. teres minor). Warner et al. (1992) konnten bei Patienten mit klinisch dominierender Impingement Symptomatik abgeschwächte Außenrotatoren nachweisen. Heller et al. (1999, S. 29) haben beim Schwimmer herausgefunden, „daß insbesondere dann die Impingement Symptomatik auftritt, wenn eine Fehlfunktion des M. trapezius nachgewiesen werden konnte". Aufgrund der monotonen und sich ständig wiederholenden Bewegungsabläufe beim Golfschwung (vgl. Kapitel 3) ist der Golfspieler besonders anfällig für die Entstehung von muskulären Dysbalancen, die zu einem Non-Outlet-Schulterimpingement führen können. Jobe et al. (1986) konnten eine hohe Aktivität der Schulterinnenrotatoren und eine geringe Aktivität der Schulteraußenrotatoren während des gesamten Golfschwungs feststellen. Eine besonders ausgeprägte Kraftentwicklung der Schulterinnenrotatoren stellten die Autoren während der so genannten Beschleunigungsphase fest. Kao et al. (1995) fanden elektromyographisch heraus, dass der M. trapezuis eine hohe Aktivität während der Ausholbewegung beim Golfschwung hat, was zu einer Fehlfunktion dieses Muskels führen kann.

Verschiedene Störungen des Muskelzusammenspiels im Schultergelenk können demzufolge zu einem Non-Outlet-Impingement der Schulter führen. Patienten, die einer Schlag- oder Wurfsportart wie Wasserball, Tennis oder Golf nachgehen, sind statistisch gesehen häufiger von einem Non-Outlet-Impingement betroffen. Fleisig et al. (1995) konnten in der so genannten Beschleunigungsphase des Ballwurfs eine nach ventral gerichtete Translationskraft von 380 Newton auf das Schultergelenk nachweisen. Durch die nach vorne gerichtete Translationskraft kommt es in dieser Phase des Ballwurfs häufig zu einem Anstoßen des Oberarmkopfes mit den subacromialen Weichteilen. Löst diese Wurfphase Schmerzen beim Sportler aus, wird dies als „ventrale Instabilität" bezeichnet.

2.3 Klassifikation

Das Impigement Syndrom wird nach Neer (1972) in drei Stadien gegliedert und nach Patientenalter und pathophysiologischem Befund eingeteilt.

Stadium I:

Ödematöse Schwellung und Einblutungen in der Sehne, die typischerweise bei jüngeren Patienten (< 25 Jahre) auftreten und reversibel sind.

Stadium II:

Fibrosierung und Tendinitis von Sehne und Schleimbeutel durch wiederholte Reizzustände, beispielsweise schulterbelastende Sportarten. Das Alter dieser Patienten wird zwischen 25-40 Jahren angegeben.

Stadium III:

Hier kommt es zu Rissen (Rupturen) und knöchernen Veränderungen (Osteophytenbildung) bei Patienten, die älter als 40 Jahre sind (Breusch et al., 2006, S. 486).

2.4 Pathomechanik und Pathophysiologie

Das Impingement Syndrom kann als eine Erkrankung des coracoacromialen Bogens bezeichnet werden. Dieser Bogen setzt sich aus Acromion, Lig. coracoacromiale, Rabenschnabelfortsatz, Sehnen der Rotatorenmanschette, Schlüsselbein, den acromioclavicularen Bändern und dem Schleimbeutel des M. deltoideus (Bursa subdeltoidea), sowie der Bursa subacromialis zusammen. Besonders die Sehnen der Rotatorenmanschette, die nicht nur für Dreh- und Abduktionsbewegungen der Schulter zuständig sind, sondern auch für den Halt des Oberarmkopfes in der Gelenkpfanne sorgen, sind einer hohen Belastung ausgesetzt. Ein anderer Belastungsfaktor ist die anatomische Lage der Rotatorenmanschette, welche sich in dem sehr engen, präformierten Kanal unterhalb des Schulterdaches befindet. Diese mechanische Enge führt zu frühzeitigen Verschleißerscheinungen an den Weichteilen der Rotatorenmanschette, „(...) so daß bei den meisten Menschen nach dem 30. Lebensjahr, hier schon histologische Zeichen der Sehnendegeneration nachweisbar sind" (Fett, 2010, S. 98). Begünstigt wird dieser Abnutzungsprozess durch die relativ schlechte Gefäßversorgung der Rotatorenmanschette, die von Codmann als so genannte „kritische Zone" (1934, zitiert nach Breitenseher, 2005, S. 178) definiert wurde. Die lange Supraspinatussehne ist demnach in einem etwa ein bis zwei Zentimeter langem Stück medial ihres Ansatzes am Oberarmknochen (Tuberculum majus) weitestgehend gefäßfrei. Außerdem kann es bei einer Abduktion des Armes zu einer kurzzeitigen Abklemmung der oberen Sehnen der Rotatorenmanschette (M. supraspinatus und M. infraspinatus) am Acromion kommen, woraus sich für die Dauer der Abklemmung auch eine Minderdurchblutung dieser Sehnen ergibt. Ursache für eine pathologische Minderdurchblutung (ischämische Krise) können sich wiederholende Bewegungsmuster der Schulter sein, wie sie beispielsweise bei Sportarten wie Tennis oder Golf vorkommen. Hovis et al. (2002) sehen während des Golfgrundschwungs diese kurzzeitige, ischämische Krise vor allem gegeben, wenn der Spieler den Top of the Backswing oder die Endposition des Durchschwungs erreicht hat (vgl. Kapitel 3).

Heutzutage wird auch eher von dieser positionsabhängigen Mangeldurchblutung als von der Theorie der kritischen Zone ausgegangen. Die positionsabhängige ischämische Krise kann durch einen Oberarmkopfhochstand ausgelöst werden, wenn z.B. die Mn. infraspinatus, teres minor und subscapularis zu schwach sind und bei einer Abduktion des Armes den Oberarmkopf nicht nach caudal und medial ziehen können (Kapandji, 2006, S. 34). Eine Sehne reagiert auf eine andauernde Minderdurchblutung mit einer strukturellen Abweichung (Degeneration), was hier zur Folge hat, dass die Sehnen der Rotatorenmanschette nur noch über eine verminderte Gleitfähigkeit verfügen. Durch die damit verbundene Rauhigkeit der Sehnenoberfläche und erhöhten Druckverhältnissen im subacromialen Raum entstehen Reizzustände (ödematöse Schwellungen, Verdickungen, Einblutungen oder Fibrosierungen) sowohl an den Sehnen der Rotatorenmanschette als auch an den zwei Schleimbeuteln (Bursa subdeltoidea und Bursa subacromiale), die sich ebenfalls im subacromialen Raum befinden. Diese physiologischen Veränderungen der Rotatorenmanschettensehnen bzw. der beiden oben genannten Schleimbeutel führen zu den charakteristischen Symptomen des Impingement Syndroms, die im folgenden Abschnitt beschrieben werden.

2.5 Klinik des Impingement Syndroms

Die klinischen Zeichen des Impingement Syndroms können schnell und akut oder langsam und chronisch auftreten. Das Leitsymptom eines Impingement Syndroms ist der Schulterschmerz, vor allem im ventralen und lateralen Schulterbereich, der über die Oberarmaußenseite bis in den Ellenbogen ausstrahlen kann. Typisch ist ein bewegungsabhängiger Schmerz bei Abheben des Armes, der meist zwischen 60° und 120° Abduktion (= schmerzhafter Bogen oder painful arc) empfunden wird (Buckup, 2009, S. 103). Auch bei so genannten Kombinationsbewegungen wie beispielsweise einer Abduktion mit gleichzeitiger Außenrotation treten verstärkt Schmerzen auf. Oft geben die Patienten neben der Schmerzangabe ein Steifigkeits- und Schwächegefühl im Arm an.

Später können sich die Schmerzen in einem dumpfen Ruhe- und Nachtschmerz äußern, der den Patienten erwachen lässt, wenn er sich auf die betroffene Seite dreht (Breusch et al., 2006, S. 486). „Mit zunehmender Entzündung und/oder Defektbildung der periarticulären Weichteile tritt eine aktive Bewegungseinschränkung ein, die entweder aus einer propriozeptiven Hemmung oder aus dem Unvermögen, den Humeruskopf, bei Abhebebewegungen in der Fossa glenoidalis zu zentrieren, resultiert" (Fett, 2010, S. 103). Kann der Patient beispielsweise, bedingt durch eine endgradige Einschränkung der Außenrotation, keine maximale Wurfausholbewegung durchführen, versucht er mit einer Ausweichbewegung die reduzierte Armbeweglichkeit zu kompensieren. Ist neben dem aktiven Bewegungsausmaß auch die passive Beweglichkeit limitiert, kann dies ein Zeichen für Verklebungen (Adhäsionen) im subacromialen Raum sein. Um genau bestimmen zu können, welche Struktur des subacromialen Raumes für die Schmerzauslösung verantwortlich ist, stehen eine Reihe von Diagnostikverfahren zur Verfügung.

2.6 Diagnostik des Impingement Syndroms

Bei der orthopädischen Untersuchung können klinische und bildgebende Diagnostikmethoden zum Einsatz kommen. Die klinische Diagnostik ist die körperliche Untersuchung des Patienten mit den eigenen Sinnen, wogegen die bildgebende Diagnostik Aufnahmen aus dem Körperinneren liefert.

2.6.1 Klinische Untersuchung

Die einzelnen Elemente der klinischen Untersuchung dienen dazu, eine genaue Aussage über das Impingement Syndrom zu treffen und es von anderen Erkrankungen zu unterscheiden. Hierzu stehen dem Arzt oder Therapeuten die Befragung des Patienten (Anamnese), die Betrachtung des Patienten (Inspektion) und die körperliche Untersuchung zur Verfügung

Bei einer genauen **Anamnese** sollte nach Dauer der Beschwerden, Lokalisation der Schmerzen mit Ausstrahlung und dem Schmerzcharakter, wie zum Beispiel Bewegungs- oder Nachtschmerz, gefragt werden. Auch die Schmerzqualität, handelt es sich um einen dumpfen, stechenden oder ziehenden Schmerz, ist von Interesse. Unter Berücksichtigung des ventralen Instabilitätsimpingements sollte auch nach der Ausübung von Wurfsportarten und nach einem akuten traumatischen Geschehen gefragt werden (Fett, 2010). Ferner ist es wichtig, mit dem Patienten abzuklären, ob schon Therapieversuche unternommen wurden und wenn ja, um welche es sich dabei gehandelt und welcher Therapieerfolg sich eingestellt hat.

Die **Inspektion** ist die Feststellung bestimmter Körpermerkmale durch visuelle Betrachtung. Zu Beginn der Inspektion gilt es, auf Schonhaltungen sowie Ausweichbewegungen zu achten, die beim Entkleiden des Patienten auffallen. Danach werden die Statik des Schultergürtels auf einen Hoch- oder Tiefstand untersucht und die Konturen der Muskulatur, im Seitenvergleich, inspiziert. Hat die Befragung des Patienten eine längere Dauer der Beschwerden ergeben, kann ein Abbau der Muskulatur (Muskelatrophie) im Bereich des M. deltoideus sowie der Mn. supra- und infraspinatus zu sehen sein (Buckup, 2009, S. 89). Auf Veränderungen der Haut und des Bindegewebes, Körpersprache und Körperhaltung sind ebenfalls zu achten. Bei der Inspektion besteht allerdings das Problem, dass es nur wenige verwendbare Klassifizierungen und Vorschriften gibt. Die aus der Inspektion gewonnenen Informationen sind also nicht immer zuverlässig, können allerdings im Rahmen der Gesamtuntersuchung der Schulter eine wichtige Rolle einnehmen (Winkel et al., 1995, S. 15-16).

Den ersten Teil der **körperlichen Untersuchung** bildet der Tastbefund, auch **Palpation** genannt. Die Palpation dient der Entdeckung bestimmter Körpermerkmale mit Hilfe des Tastsinnes. Im diagnostischen Prozess ist die Überprüfung der Schmerzhaftigkeit bestimmter Palpationspunkte oft von Bedeutung (Winkel et al., 1995, S. 17-18). Im speziellen Fall der Impingement Symptomatik sollten zwei wichtige Palpationspunkte auf Druckschmerzhaftigkeit untersucht werden. Zum einen das Tuberculum majus, welches der Rotatorenmanschette als Ansatzstelle dient und zum anderen der Rabenschnabelfortsatz. Auch eine Druckempfindlichkeit der Bizeps-Sehnen-Rinne kann auf ein Schulterimpingement hinweisen (Breusch et al., 2006, S. 486). Die Interpretation des Palpationsbefundes ist allerdings schwierig, da Schmerz an einer bestimmten Stelle nicht mit Pathologie gleichzusetzen ist (Winkel et al., 1995, S.18).

Der zweite Teil der körperlichen Untersuchung wird **Funktionsprüfung** genannt. Die Funktionsprüfung kann auf unterschiedliche Art und Weise durchgeführt werden. Beim Bewegungsapparat steht vor allem die Mobilität von Gelenken und die Kraft der gelenkbewegenden Muskulatur im Blickpunkt. Die Funktionsprüfung wird in **aktive Bewegungen** (vom Patienten selbst ausgeführt), **passive Bewegungen** (vom Untersucher durchgeführt) und **Widerstandstests** (zur Bewertung der Muskelkraft) unterteilt. Bei der aktiven und passiven Bewegungsuntersuchung sollte auf Bewegungsumfang und Bewegungsschmerz geachtet werden. Auf Kraftverlust und Schmerz wird bei den Widerstandstests das Hauptaugenmerk gerichtet (Winkel et al., 1995, S. 19-22). Die Impingement Symptomatik charakterisiert sich bei diesem Untersuchungsgang wie folgt: Schmerzen und Bewegungsverlust bei aktiver und passiver Elevation; Schmerzen und Bewegungsverlust bei aktiver und passiver Innenrotation; Schmerzen und Kraftverlust bei den Widerstandstests der Mn. supraspinatus et infraspinatus (Buckup, 2009, S. 89).

Neben den oben angeführten Teilaspekten der Funktionsprüfung des Bewegungsapparates wurden zusätzliche Testverfahren entwickelt, die spezielle motorische Einheiten eines Gelenks überprüfen. Der Korrelationskoeffizient dieser Tests liegt selten über 0,7 (Winkel et al., 1995, S. 22). Die so genannten Rotatorenmanschettentests sind diese Zusatztests, die zur klinischen Diagnostik des Impingement Syndroms entwickelt wurden. Heute existiert eine große Anzahl an Testverfahren (Impingementtest nach Neer; Hawkins-Kennedy-Test; Lift-off-Test nach Gerber; Schmerzhafter Bogen; Jobe-Test; Apley`s Scratch-Test), die eingesetzt werden können, um eine Impingement Symptomatik zu diagnostizieren (Buckup, 2009, S. 91-106). Theisen et al. (2009) fanden in ihrer Studie jedoch heraus, dass nur die häufig in der Praxis untersuchten Neer- und Hawkins-Kennedy-Tests verlässliche Ergebnisse für die klinische Untersuchung liefern. Auch MacDonald et al. (2000) haben die Impingementtests nach Neer und Hawkins auf ihre Aussagekraft untersucht. Beide Tests, einzeln betrachtet, hatten eine niedrige Spezifität von 75%, kombiniert allerdings eine hohe Sensitivität und einen hohen negativen Vorhersagewert (96% für eine Bursitis subacromialis). Nach Park et al. (2005) liefert die Kombination aus dem Hawkins-Kennedy-Test, dem Schmerzhaften-Bogen-Test und dem Krafttest des M. infraspinatus, eine Diagnosewahrscheinlichkeit von 95% für ein Non-Outlet-Impingement Syndrom der Schulter. Theisen et al. (2009) vertreten auch die Meinung, dass nur die Kombination verschiedener klinischer Untersuchungen ein reliables Ergebnis für die Diagnostik von Impingement Syndromen liefern kann, d.h. ein einzeln durchgeführter Test bietet keine sichere Diagnose. Die exakte Beschreibung, der in dieser Studie verwendeten Impingementtests, wird in Kapitel 6.1 ausführlich dargestellt.

Zum Ausschluss eines ventralen Instabilitätsimpingements (Schultergelenkslaxizität) bietet sich in der klinischen Untersuchung vor allem der **Apprehensiontest** an. Dieser sollte vor allem bei Patienten durchgeführt werden, die in ihrer Anamnese eine Überkopfsportart angegeben haben. Der Untersucher abduziert mit der einen Hand den Arm des Patienten auf 90° und führt aus dieser Position heraus eine maximale Außenrotation durch. Daraufhin führt die andere Hand einen Schub auf den Oberarmkopf nach vorne (ventral) aus. Kommt es hierbei zu einem Schmerz oder zu einem „Dagegenspannen", kann dieser Test als positiv bewertet werden (Buckup, 2009, S. 126).

Die Beteiligung der langen Bizepssehne an Schulterbeschwerden kann mit Hilfe des so genannten **Palm-up-Test** untersucht werden. Der Patient führt seinen gestreckten Arm in 80° Flexion, wobei die Handinnenseite (palmar) noch oben zeigt. Der Untersucher übt aus dieser Armposition einen Druck nach caudal aus und der Patient wird aufgefordert, diesem Druck entgegen zu wirken. Kommt es daraufhin zu Schmerzen oder zeichnet sich im Seitenvergleich ein Kraftdefizit ab, wird dieser Test als positiv gewertet (Buckup, 2009, S. 114).

Erzielt die klinische Untersuchung des Orthopäden kein eindeutiges oder für ihn zufrieden stellendes Befundergebnis, so empfiehlt sich zur weiteren Erkennung des Impingement Syndroms der Einsatz von bildgebenden Diagnostikverfahren, wie z.b. Sonographie oder Röntgen.

2.6.2 Bildgebende Verfahren

Die einer breiten Öffentlichkeit bekannte **Röntgentechnik** genießt in der orthopädischen Medizin noch immer einen hohen Stellenwert. Viele Ärzte wenden das konventionelle Nativröntgen noch immer als erstes bildgebendes Diagnostikverfahren an. Ergibt sich aus der Patientenanamnese ein länger als vier bis sechs Wochen anhaltender Schulterschmerz, sollte unbedingt eine Röntgenaufnahme angefertigt werden. Diese kann Auffälligkeiten, die durch ein chronisches Impingement Syndrom entstanden sind, wie beispielsweise einen Humeruskopfhochstand, zeigen. Außerdem lassen sich bestehende Verkalkungen oder Unregelmäßigkeiten an der knöchernen Ansatzstelle des M. supraspinatus nachweisen. Wichtig ist die Röntgendiagnostik zudem, um andere Erkrankungen des Glenohumeral- und Acromioclaviculargelenks festzustellen, wie z. B. Schultergelenkarthrose (Omarthrose) oder Verschleiß des Acromioclaviculargelenks. Es hat damit auch eine differentialdiagnostische Relevanz (Breusch et al., 2006, S. 486). Das Röntgenbild dient allerdings nicht der Diagnosesicherung von Reizungen der subacromialen Schleimbeutel oder Teil- bzw. Komplettabrissen der Rotatorenmanschette.

Die **Sonographie,** respektive die Ultraschalldiagnostik, bietet zur Abklärung der oben genannten Weichteilstrukturen eine deutlich höhere Genauigkeit. Drumm et al. (2001) fanden in einem Gesamtvergleich zwischen bildgebenden Diagnostikverfahren und den klinischen Schultertests zur Diagnose von Rotatorenmanschettenverletzungen heraus, dass die Sonographie die höchste Sensitivität (78%) bei der Diagnose von Rotatorenmanschettenrupturen erreicht. Die Interpretation der subacromialen Schleimbeutel auf Verklebungen, Verkalkungen oder Verdickungen ist ebenfalls gewährleistet. Abbildung 4 verdeutlicht die diagnostische Leistung der Sonographie und zeigt eine sonographische Gegenüberstellung von Normalbefund der Schulter (Abschnitt a), Verdickung der Bursa subacromialis (Abschnitt b) und Defektbildung der Rotatorenmanschette mit gleichzeitiger Schleimbeutelverdickung (Abschnitt c).

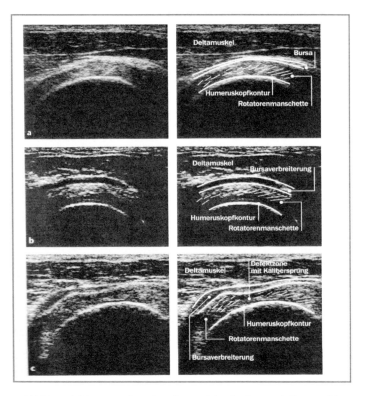

Abbildung 4: Diagnosestellung des subacromialen Syndroms mit Sonographie
(Grifka, 2005, S. 101)

Die Verbindung aus klinischer Untersuchung, Nativröntgen und Ultraschalldiagnostik stellt demnach ein sehr gutes Mittel dar, um herauszufinden, ob ein Impingement Syndrom vorliegt. Für den Patienten ergibt sich der Vorteil einer strahlenfreien und relativ verlässlichen Untersuchung. Darüber hinaus handelt es sich hierbei um eine kostengünstige Untersuchung, was vor allem in Zeiten explodierender Gesundheitskosten immer wichtiger wird.

Falls sich durch den oben beschriebenen Untersuchungskomplex keine eindeutige Diagnose erstellen lässt, kann als ergänzendes bildgebendes Verfahren die **Magnetresonanztomographie (MRT)** herangezogen werden, sofern ein Weichteilschaden als Ursache vermutet wird. Diese mit geringen Unannehmlichkeiten und Risiken verbundene Untersuchung wurde in den letzten Jahren immer beliebter. Mit Hilfe der MRT ist der Arzt in der Lage, eine Aussage über sämtliche Weichteile des subacromialen Raumes (Muskulatur, Sehnen der Rotatorenmanschette oder Schleimbeutel) zu treffen. Durch die Aufnahmen der MRT, die bei der Schulter in drei Schichtebenen durchgeführt wird, lassen sich bestimmte Weichteile, abhängig von der jeweiligen Ebene, besonders gut darstellen. In der bereits genannten Studie von Drumm et al. (2001) erreicht die Magnetresonanztomografie die höchste Spezifität (75%) aller in die Studie aufgenommenen Untersuchungsmethoden zur Diagnose von Rotatorenmanschettenrupturen. Negativ fallen jedoch die hohen Kosten einer Magnetresonanztomographie ins Gewicht. Auch die relativ schlechte Sensitivität (65%), die aus dieser Studie hervor geht, sollte davor warnen, dieses Diagnostikverfahren zu glorifizieren. Kieft et al. (1988) heben jedoch den Wert der Magnetresonanztomographie bei der Entscheidung zwischen konservativer und operativer Ersttherapie hervor.

2.7 Konservative Therapie

Wurnig (2000) kam zu der Erkenntnis, dass es nur wenige verlässliche Veröffentlichungen gibt, die Auskunft über die Wirksamkeit einzelner konservativer Therapiestrategien von Schulterimpingements geben. Dennoch ist Wurnig (2000) der Meinung, dass einem Großteil der Impingementpatienten eine konservative Behandlung als geeignetes Therapieverfahren zu teil werden sollte. Die konservative Behandlung kann grob in einen pharmakogenen (medikamentösen) und in einen physiotherapeutischen Therapieblock eingeteilt werden, wobei es Sinn macht, beide Verfahren miteinander zu kombinieren. Nach Abklingen der ersten akuten Entzündungsphase (circa 2-4 Tage) hat sich die Verabreichung von nichtsteroidalen Antiphlogistika bewährt, die unter dem Akronym NSAR bekannt sind und Handelsnamen wie Ibuprofen® oder Voltaren® führen.

Diese können dem Patienten entweder in Tablettenform oder als lokale Infiltration verabreicht werden. Bei chronischen Schulterbeschwerden ist diese Art der Medikamentierung weniger hilfreich und wird gerne durch eine lokale Injektion von Kortison abgelöst. Diese sollte allerdings nicht bedenkenlos durchgeführt werden, da gerade bei länger dauernden Behandlung Nebenwirkungen auftreten können.

Die Hauptstütze der nichtoperativen Therapie stellt die physiotherapeutische Behandlung dar. Der Behandlungsplan des Physiotherapeuten sollte die Bereiche Schmerzdämpfung, Mobilisation und Kräftigung beinhalten. Zur Behandlung von Schmerzen stehen dem Therapeuten folgende Techniken zur Verfügung: Traktionsbehandlungen, Nervenmobilisationen, myofasziale Techniken wie die Behandlung von Trigger- und Tenderpunkten, Muskeldehnungen, arthroligamentäre Techniken sowie Massagen und verschiedene Formen der physikalischen Therapie (Elektro- und Ultraschalltherapie, Eisbehandlungen).

Die Mobilisation der Schulter ist wichtig, um einer Verklebung der Gelenkkapsel und dem damit einhergehenden Bewegungsverlust vorzubeugen. In der Praxis zeigt sich allerdings bei vielen Impingementpatienten schon vor der ersten Kontaktaufnahme mit dem Physiotherapeuten eine eingeschränkte Beweglichkeit, was den Einsatz von manuellen Mobilisationstechniken dringend erforderlich macht. **Behandlungstipp vom Autor für die physiotherapeutische Praxis: Drei wichtige Therapieelemente** sollte die konservative Schulterbehandlung beinhalten. Zuerst sollte bei einem Patienten mit Schulterimpingement Syndrom, egal ob Leistungssportler oder nicht, die **globale neurovaskuläre Versorgung der Schulter** wieder hergestellt werden. Hiefür empfiehlt es sich die Engstelle des Plexus brachialis zwischen Rabenschnabelfortsatz und M. pectoralis minor zu erweitern, in dem der genannte Muskel myofascial entspannt wird. Die Engstelle zwischen M. pectoralis minor und Rabenschnabelfortsatz bildet für den gesamten Plexus brachialis sowohl einen osteofibrösen als auch fibromuskulären Kanal. Besonders bei einem ventralisiertem Schulterblatt kann der M. pectoralis minor eine deutliche myofasciale Pathologie zeigen, wodurch die Versorgung der Schulterbinnenstrukturen bradytroph sein kann und sich eine Behandlung des Muskels als äußerst schmerzhaft heraus stellt. Für diese Behandlung liegt der Klient auf seiner nicht betroffenen Seite und der hinter dem Klient stehende Therapeut nimmt mit seinem Daumen Kontakt mit der verspanntesten Stelle des Muskels auf, bis dieser deutlich spürbar an Spannung und Schmerz verliert. Es ist empfehlenswert den manuellen Druck progressiv aufzubauen. Der Druckpunkt befindet sich relativ häufig am lateralen Oberrand des M. pectoralis minor (Abb. 5). Dieser Vorgang kann drei bis vier Minuten dauern.

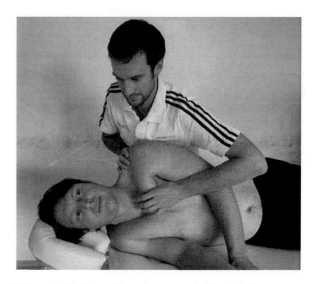

Abbildung 5: Wiederherstellung der neurovaskulären Schulterversorgung

Danach sollte **spezifisch auf eine oftmals bestehende positionsabhängige Kompression des Nervus suprascapularis** eingegangen werden. Der Nervus suprascapularis läuft durch die Inzisura scapulae, wird hier durch das Lig. transversum scapulae superius überdacht und zieht in einen osteofibrösen Kanal zwischen Spina scapulae und dem Band zwischen Glenoid und Spina scapulae zum Endorgan (Platzer, 1992, S. 364). Seine Behandlung erscheint mir deshalb so wichtig, da der Nervus suprascapularis motorisch die Mm. infraspinatus et supraspinatus versorgt und sensibel Teile der Schultergelenkkapsel und die Bursa subdeltoidea innerviert. Um eine Entlastung für diesen Nerv zu bewirken, liegt der Klient wieder auf seiner nicht betroffenen Seite und der Behandler steht dahinter. Der Behandler nimmt im Bereich des M. deltiodeus des Klienten flächigen Kontakt mit seiner Schulter auf und drückt mit seinem Körpergewicht darauf (Abb. 6). Seine Hände legt der Behandler auf das Schulterblatt und auf das Schlüsselbein des Klienten um zu evaluieren, ob sich diese Knochenspange durch den ausgeübten Druck "öffnen" lässt. Ich halte den Druck immer so lange aufrecht bis ich eine gewisse Erleichterung feststelle, so dass sich die Knochenspange als deutlich elastischer herausstellt und wieder leichter zurückfedert.

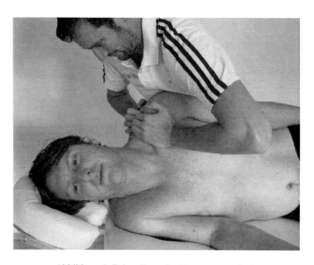

Abbildung 6: Behandlung des N. suprascapularis

Als letzter Schritt erfolgt eine **direkte Detonisation der humero-scapulären Muskulatur.** Zu den behandlungsrelevanten humero-scapulären Muskeln bei einem bestehenden Schulterimpingement Syndrom (Golfschulter) gehören nach Meinung des Autors der M. infraspinatus, der M. teres minor und der M. teres major. Eine Behandlung des M. supraspinatus erzielte bei mir oftmals nicht die gewünschte Wirkung. Myofasziale Pathologien dieser Muskeln bewirken eine Dezentrierung des Humeruskopfes und stören das optimale biomechanische Bewegungsmuster des Schultergelenks und des Schultergürtels empfindlich. Können diese myofascialen Pathologien behoben werden verbessert sich das kinematische Verhalten der Schulter oftmals schlagartig. Für die Behandlung der humero-scapulären Muskulatur bleibt die Ausgangsposition sowohl für den Klienten als auch für den Behandler die gleiche wie bei den vorher beschiebenen Techniken. Der Klient lässt seinen zu behandelnden Arm etwas von der Behandlungsbank herab hängen, so dass die humero-scapuläre Muskulatur maximal entspannt ist. Der Therapeut behandelt dann von cranial nach caudal die drei genannten Muskeln im

Sinne einer Triggerpunkttherapie. Abbildung 7 zeigt exemplarisch die direkte Detonisation des M. infraspinatus.

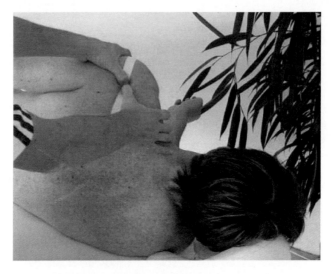

Abbildung 7: Direkte Detonisation des M. infraspinatus

Sollten die Schmerzen für den Klienten nichz zu tolerieren sein, kann auch eine Annäherungstechnik (Tenderpunktbehandlung) angewendet werden. Außerdem ist es möglich, den **M. subscapularis** in diesen Behandlungsblock mit einzubeziehen.

Nach Durchführung dieses Therapiekonzeptes gilt es mittels einer weiteren Funktionsuntersuchung zu prüfen, ob sich eine Verbesserung der Schultermobilität bei gleichzeitiger Schmerzreduktion für den Klienten eingestellt hat. Solte der Klient nach diesen Behandlungsschritten noch lokale Schmerzen im ventralen Schulterbereich während der endgradigen Elevationsbewegung zeigen, kann eine direkte Detonisation des **M. subclavius** hilfreich sein, diese Schmerzen zu eleminieren.

Der Autor möchte an dieser Stelle darauf hinweisen, dass diesem Behandlungsansatz keine wissenschaftliche Evidenz zu Grunde liegt, sich jedoch mit diesem Konzept gute konservative Behandlungserfolge bei Patienten mit einer Golfschulter bzw. einem Schulterimpingement Syndrom erzielen ließen. Auf diesem Gebiet sollte aber weitere interdisziplinäre Forschungsprojekte vorangetrieben werden, um die Wirksamkeit konservative Behandlungskonzepte zuverlässiger zu gestalten.

Bertram et al. (1999, S. 38) empfehlen im Bereich der Physiotherapie eine gezielte Kräftigung der Mm. Latissimus dorsi und teres major. Außerdem ist es wichtig, die Mm. infraspinatus, teres minor und subscapularis zu kräftigen, welche in erheblichem Ausmaß am Caudalgleiten des Oberarmkopfes beteiligt sind und somit für eine Entlastung im subacromionalem Raum sorgen können. Außerdem sind diese Muskel entscheident an der Stabilisation des Humeruskopfes beteiligt und zentrieren diesen in der Cavitas glenoidale bei Bewegungen über 90 Grad. Mittel der Wahl zur Kräftigung der Schulterdepressoren sollte die so genannte medizinische Trainingstherapie sein, die an speziellen Trainingsgeräten durchgeführt wird. Insbesondere das ventrale Instabilitätsimpingement sollte mit einer forcierten Kräftigungstherapie behandelt werden.

Behandlungstipp vom Autor für die physiotherapeutische Praxis: Bei Patienten mit der Diagnose Golfschulter oder Schulterimpingement Syndrom sollte nicht mit der Kräftigung der Caudalgleiter des Humeruskopfes begonnen werden. Vielmehr empiehlt es sich sowohl bei akuten als auch bei chronischen Schulterbeschwerden zuerst eine Stabilisationskräftigung der Brustwirbelextensoren zu initieren. Kann der Patient die Aufrichtung der Brustwirbelsäule aktiv ausführen und halten, wird als nächster Schritt die Stabilisation der schulterblattbewegenden Muskulatur trainiert. Nur unter der Voraussetzung einer guten Aufrichtung der Brustwirbelsäule bei gleichzeitiger Stabilitätsaktivität der Skapula sollten die oben genannten Caudalgleiter trainiert werden. Danach können die kinematischen Muskelketten der Schulter in sportartspezifische Trainingskonzepte integriert werden. Diese Vorgehensweise hat sich in der Leistungssportrehabilitation etabliert, eine wissenschaftliche Evidenz liegt diesem Konzept leider nicht zugrunde.

Werden Impingementpatienten mit einer Kombination aus nichtsteroidalen Antiphlogistika und einem physiotherapeutischen Übungsprogramm behandelt, kann in 67% der Fälle ein gutes Behandlungsergebnis erzielt werden (Morrison et al., 1997). Stellt sich nach einem Zeitraum von 3 bis 6 Monaten kein befriedigender Behandlungserfolg durch die konservative Therapie ein, kann ein operatives Therapieverfahren in Betracht gezogen werden.

2.8 Operative Therapie

Um erfolgreich operieren zu können, muss ein anatomisches Engpasssyndrom (Outlet-Impingement) vorhanden sein (Wurnig, 2000). Ziel der operativen Therapie ist die Erweiterung des subacromialen Raumes. Dies soll zu einem Rückgang der Beschwerden führen. Damit sich ein guter Therapieerfolg im Anschluss an die operative subacromiale Dekompression einstellt, ist im Vorfeld eine strenge Indikationsstellung zwingend notwendig.

Neer (1972) empfiehlt erst bei Stadium II und III des Impingement Syndroms operativ vorzugehen. Bedingt können starke, osteophytäre Ausziehungen am Acromion als Indikationsstellung zur operativen Therapie dienen. Auch eine Acromiondysplasie Typ II und Typ III nach Bigliani et al. (2002) kann eine Operation nach sich ziehen. Patienten, die in ihrer Anamnese eine Überkopfsportart angegeben haben, sollten vor einer subacromialen Dekompression (Acromionplastik) mittels Apprehension-Test auf ein ventrales Instabilitätsimpingement abgeklärt werden. Heutzutage ist die Acromionplastik nach Neer (1972) die gebräuchlichste Methode, um eine Dekompression im subacromialen Raum operativ herzustellen. Die Erfolgsquote beträgt circa 94%. Bei diesem Eingriff kommt es zur Entnahme (Resektion) des Lig. subacromiale und der Bursa subacromialis, um den komprimierten M. supraspinatus zu entlasten. Resektionen des Acromions oder am Acromioclaviculargelenk sind nicht sinnvoll, da sie zu einer Störung der Biomechanik des Schultergelenks und somit zu einem schlechten postoperativen Ergebnis führen können (Breusch et al., 2006, S. 487). Die Acromionplastik kann als athroskopische oder als offene Operationstechnik durchgeführt werden, wobei keines der beiden Verfahren bislang seine Überlegenheit bezüglich der mittelfristigen klinischen Ergebnisse zeigen konnte (Wurnig, 2000).

In der Literatur finden sich allerdings noch weitere Studien, die eine weitaus niedrigere Erfolgsquote der Acromionplastik beziffern. Tibone et al. (1985) haben in ihrer Studie eine Gruppe Sportler mit Acromionplastik untersucht und kamen zu dem Ergebnis, dass nur in 42% dieser Fälle ein gutes postoperatives Ergebnis erzielt werden konnte.

Diagnostiziert der Behandelnde bei der Untersuchung des Patienten einen eindeutigen Riss (Ruptur) der Rotatorenmanschette, müssen folgende Faktoren berücksichtigt werden, um eine OP-Indikation festzustellen: Alter; Aktivitätsniveau und

Leidensdruck des Patienten; Abstand zwischen Humeruskopf und Acromion; Atrophie des gerissenen Muskels und die Defektgröße. Nur wenn sich aus diesen Faktoren eine OP-Indikation ergibt, sollte auch ein Eingriff erfolgen.

Bei Defekten unter zwei Zentimetern kann auf ein arthroskopisches Verfahren zurück gegriffen werden. Erweist sich der Defekt größer als zwei Zentimeter, steht dem Arzt die so genannte Mini-Open-OP zur Verfügung (Breusch et al., 2006, S. 172). Bei dieser Operation erfolgt zuerst eine arthroskopische Dekompression und anschließend eine offene Naht der Rotatorenmanschettenruptur. Anderl und Heuberger (2009) sehen in der Existenz einer Rotatorenmanschettenruptur nicht zwangsläufig eine Indikation zur operativen Sanierung der Schulter, da Patienten mit anatomisch defizienten, biomechanisch jedoch intakten Rotatorenmanschetten, klinisch gänzlich ohne Symptome bleiben können.

Alle Patienten, die sich einem operativen Eingriff an der Schulter unterzogen haben, müssen mit einem speziellen Nachbehandlungsprogramm rehabilitiert werden. Dieses Nachbehandlungsprogramm muss von einem Physiotherapeuten konzipiert, angeleitet und ausgeführt werden. Es ist in der Regel in drei Phasen eingeteilt:

Die ersten 14 postoperativen Tage werden als Frühphase bezeichnet, in welcher Bewegungsübungen einer Limitierung unterworfen sind.

In der Stabilisations- und Mobilisationsphase (2. Woche bis 6. Woche postoperativ) werden alle Bewegungsrichtungen freigegeben und in der Spätphase der Nachbehandlung (ab 6. Woche postoperativ) kann schon mit einer gezielten Kräftigung der Schulter- und Rumpfmuskulatur begonnen werden.

Ein physiotherapeutisches Nachbehandlunsprogramm bei einer subacromialen Dekompression könnte, unter Einhaltung der oben angeführten Phasen, wie folgt konzipiert sein:

Beginn	Nachbehandlung und Übungsprogramm
Orthese	• Das Tragen einer Orthese/Bandage ist nicht erforderlich!
1. Woche	• Passive und aktiv-assistive Mobilisierung mit Bewegungslimitierung unter Beachtung der Schmerzgrenze
	• Isometrische Widerstandsübungen zur Zentrierung des Humeruskopfes
	• Aktive Mobilisierung von Hand- und Ellenbogen
	• Lymphdrainage
	• Scapulamobilisation und Haltungsschule
Ab 2. Woche	• Aktive Mobilisation ohne Bewegungslimitierung unter Einbehaltung der Schmerzgrenze
	• Dosiertes Stabilisationstraining der Rotatorenmanschette und der Scapulamuskulatur ohne freie Hebel
	• Koordinationstraining
	• Propriozeptives Training
Ab 6. Woche	• Sportartspezifisches Vorbereitungstraining mit dem Ziel der vollen Sportfähigkeit

Tabelle 1: Nachbehandlungsschema bei subacromialer Dekompression

Nach circa sechs Monaten sollte die Nachbehandlung, inklusive dem Muskelaufbau, mit dem Ergebnis abgeschlossen sein, dass der Patient sein Schultergelenk schmerzfrei endgradig bewegen kann.

Dies beinhaltet natürlich auch sportartspezifische Wurf- und Schwungbewegungen, wie sie beispielsweise von Tennis- oder Golfspielern ausgeführt werden müssen. In einer Studie von Kim et al. (2004) konnten von 30 Golfspielern, die aufgrund einer Rotatorenmanschettenverletzung operiert werden mussten, 27 Spieler dem Golfsport wieder nachgehen.

3 Die Technik des Golfschwungs

Die Technik des Golfschwungs ist nicht vom Verhalten des Gegenspielers oder des Mitspielers abhängig. Diese Tatsache stellt einen wesentlichen Unterschied zu anderen Sportarten wie Tennis, Badminton, Wasserball oder Basketball dar. Bei diesen Sportarten muss der Spieler seine Sporttechniken auf das Verhalten von Gegen- oder Mitspielern abstimmen. Der Golfspieler wird hauptsächlich von der Lage des Balles, von Hindernissen der einzelnen Spielbahnen und von der Entfernung des Balles zum Grün beeinflusst.

In der Praxis hat sich die Klassifizierung der einzelnen Schläge in ein langes und ein kurzes Spiel durchgesetzt. Hauptkriterium für Schläge des langen Spiels ist nicht die Schlagweite, sondern der Einsatz eines so genannten „vollen Schwungs". Nach diesem Kriterium zählt ein Schlag mit dem Pitching-Wedge über eine Distanz von 80 oder 90 Metern genauso zum langen Spiel, wie ein Abschlag mit dem Holz 1 über 250 Meter, wenn beide Schläge mit maximalem Schwungeinsatz bzw. maximaler Schwunggeschwindigkeit erfolgen (Letzelter & Letzelter, 2002, S. 28-29). Führt ein Spieler einen Schlag nach diesen Kriterien aus, wird diese Technik als Grundschwung bezeichnet. „Zentrale Aufgabe des vollen Golfschwungs ist es die Trefffläche des Schlägerkopfes mit maximaler Geschwindigkeit [...] an den Ball zu bringen und dieses bei jedem Schlag zu wiederholen" (Lehnertz & Quirmbach, 1996, S. 85). Die Technik des Grundschwungs des langen Spiels ist die Basis für die Techniken des kurzen Spiels. Auf das kurze Spiel bzw. die Techniken des kurzen Spiels soll in diesem Buch nicht näher eingegangen werden, da die Unterschiede der maximalen Schlägerkopfgeschwindigkeiten und somit des langen Spiels Gegenstand dieser Untersuchung sind.

Viele Autoren (Kim et al., 2004; Theriault & Lachance, 1998; Lehnertz et al., 2002, S. 94) vertreten die Meinung, dass die Ursache für eine Impingement Problematik beim Golfspieler (Golfschulter) sowohl in der fehlerhaft durchgeführten Technik des Grundschwungs als auch in der Häufigkeit der ausgeführten, fehlerhaften Grundschwünge (repetetive Bewegungsmuster) zu finden ist. Die Aktivität der Schultermuskulatur und die erforderliche Mobilität der Schulter, während der einzelnen Grundschwungphasen, sollen in diesem Buch genauer betrachtet werden. Im empirischen Teil dieses Buches wurden ausschließlich Rechtshänder untersucht, weshalb die Beschreibung der einzelnen Phasen des Grundschwungs nur diese Seite fokussiert. Im Golfsport existieren viele unterschiedliche Technikmodelle für den Grundschwung. Nachfolgende Ausführungen beziehen sich ausschließlich auf die Lehrinhalte der Golftrainerausbildung des Deutschen Golf Verbandes.

Bevor der Spieler den Grundschwung ausführen kann, muss sich dieser für eine **Griffart** entscheiden. Dabei stehen dem Spieler drei verschiedene Griffarten zur Verfügung. Bei allen Griffarten fasst die linke Hand den Schlägergriff cranial und die rechte Hand caudal. Der weltweit am häufigsten verwendete Griff ist der so genannte „Overlapping"-Griff. Hier liegt der kleine Finger der rechten Hand in der Spalte zwischen Zeige- und Mittelfinger der linken Hand. Befinden sich alle Finger der rechten und linken Hand am Schlägergriff, so benutzt der Spieler den so genannten „Baseball"-Griff. Bei diesem Griff berühren sich lediglich der Zeigefinger der linken Hand und der kleine Finger der rechten Hand. Die dritte Möglichkeit ist der „Interlocking"-Griff, wobei alle Finger der rechten Hand gegen den Schläger zeigen, da der kleine Finger der rechten Hand mit dem Zeigefinger der linken Hand verschränkt wird (Lehnertz & Quirmbach, 1996, S. 78). Der „Baseball"-Griff und der „Interlocking"-Griff finden beim Profispieler kaum noch Anwendung. Im Amateurgolfsport verwenden 60% den „Overlapping" und 40% den „Interlocking"-Griff (Letzelter & Letzelter, 2002, S. 97). Walker (1964, zitiert nach Ballreich & Mund, 1999, S. 32) konnte allerdings in seiner Studie keinen signifikanten Unterschied der drei oben beschriebenen Griffarten und deren Einfluss auf die Schlägerkopfgeschwindigkeit bei Golfspielern feststellen.

Nachdem sich der Spieler für eine Griffart entschieden hat, muss dieser die so genannte **Ansprechposition** einnehmen. Dabei handelt es sich um die Körperhaltung während der Ausgangsstellung und kann mit der „Aufschlag-Erwartungshaltung" anderer Sportarten (Tennis, Volleyball) verglichen werden. Wird die Ansprechposition von der Seite betrachtet, so sind die Knie leicht gebeugt und der Oberkörper wird soweit nach vorne geneigt, dass die Oberarme den Brustkorb nur noch leicht berühren. Die Kopfposition muss es dem Spieler ermöglichen, den Ball zu sehen, darf aber die Schulterdrehung nicht behindern (Lehnertz & Quirmbach, 1996, S. 79-82). Von vorne betrachtet fällt auf, dass die linke Schulter, je nach Wahl des Schlägers, höher als die rechte Schulter steht (Abb. 5). Die oben bereits beschriebenen Griffhaltungen unterstützen diese Schulterneigung, da sich bei allen Griffen die rechte Hand unterhalb der linken Hand befindet. Beide Schultergelenke sind leicht adduziert und bilden so zusammen mit der Armachse ein Dreieck. In der Ansprechposition ergibt sich damit ein leicht diagonal nach links verschobenes „Y", da der linke Arm die Verlängerung des Schlägers sein soll. Die Füße sollten schulterbreit auseinander stehen, so dass sich die Fersen unterhalb des Schultergelenks befinden. Nimmt ein Spieler die Ansprechposition ein, darf die muskuläre Bereitschaft weder zu fest noch zu locker sein, um dem abgestimmten Wechsel zwischen Spannung und Entspannung, welcher zur Bewegungsausführung notwendig ist, nicht zu behindern (Letzelter & Letzelter, 2002, S. 94).

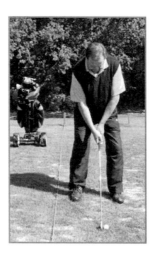

Abbildung 8: Die Ansprechposition

Die Ansprechposition ist alternativlos und muss vor jedem Schlag eingenommen werden. Dies hat zur Folge, dass immer die gleichen Muskeln rekrutiert werden, um den Körper in dieser Position zu halten. Kao et. al. (1995) zeigen in ihrer Studie, wie aktiv der M. trapezius in allen Phasen des Golfschwungs, inklusive der Ansprechposition, ist. Die bilaterale Adduktion der Schultergelenke während des Setup's wird hauptsächlich vom M. pectoralis major unterstützt. Der M. pectoralis ist bei herabhängendem Arm, so wie es bei der Ansprechpositon der Fall ist, der aktivste Schultermuskel (Wirhed, 2001, S. 89). Eine korrekte Ansprechposition schafft, in Verbindung mit einem sicheren Griff, die Voraussetzung für einen technisch guten Grundschwung. Dieser wird in drei Phasen eingeteilt: Ausholbewegung, Abschwung und Ausschwung.

3.1 Die Ausholbewegung

„Die Funktion des Aufschwungs besteht darin, für den folgenden Abschwung eine günstige Startposition zu schaffen, so dass im Impact eine möglichst hohe Schläger-kopfgeschwindigkeit erzielt und der Schläger auf einer günstigen Bahn geschwungen werden kann" (Letzelter & Letztelter, 2002, S. 130). Um dies zu erreichen erfolgt die Ausholbewegung in Gegenrichtung zum Abschwung. Die Einleitung der Ausholphase (Take away) beginnt mit einer Drehung der Schultern um ca. 15° (Abb. 6). Die Handge-lenke sind in dieser Phase stabil zu halten. Der Take away endet, wenn der Schläger ein Bewegungsausmaß von 90° erreicht hat, so dass der Schlägerschaft parallel zum Boden steht (Lehnertz et al., 2002, S.73). Der linke M. pectoralis major ist der Motor dieser Bewegung. Er bringt den linken Arm weiter in die Adduktion, wohingegen der rechte M. pectoralis major sukzessive gedehnt wird (Wirhed, 2001, S. 154).

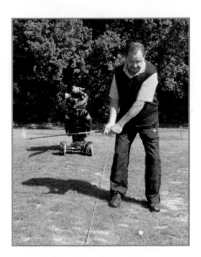

Abbildung 9: Der Take away

Nach dem Take away setzt sich die Ausholbewegung des Golfschlägers weiter fort. Um den Endpunkt der Ausholbewegung (Top of the Backswing) zu erreichen, muss der Golfschläger weiter vom Boden entfernt werden. Bis zum Top of the Backswing (ToB), haben sich die Schultern gegengleich um mindestens 90° gedreht und die rechte Schulter befindet sich in einer leichten Elevationsposition. Im Vergleich zur Hüfte muss die Schulter fast doppelt so viel Rotationsleistung erbringen. Die Hüft- bzw. Rumpfdrehung nach rechts wird in erster Linie von dem linksseitigem Hüftbeugemuskel (M. iliospoas) und dem linken innerem schrägen Bauchmuskel (M. obliquus internus abdominis) initiiert (Wirhed, 2001, S. 80-81). Um den Endpunkt der Ausholbewegung zu erreichen, müssen die Arme vom Körper gelöst werden und die Hände bewegen sich tendenziell in Richtung rechte Schulter. Das Gewicht des Golfspielers befindet sich zu 90% auf dem rechten Fuß. Der Top of the Backswing (Abb. 7) ist der höchste Punkt der Ausholbewegung, wobei der Schlägerschaft einen Winkel von 270° überstrichen hat und der Golfschläger sich über dem Kopf des Spielers befindet. In dieser Position zeigt der Schlägerkopf zum anvisierten Ziel.

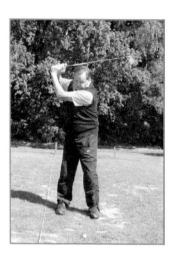

Abbildung 10: Top of the Backswing (ToB)

Beim ToB muss sowohl die rechte, als auch die linke Schulter eine Kombinationsbewegung effektuieren (Lehnertz et al., 2002, S. 74-75). Die Bewegungen der beiden Schultern sind dabei konträr. Besteht die Bewegungskombination der rechten Schulter aus Abduktion/Außenrotation, so übt die linke Schulter eine Kombination aus Adduktion und Innenrotation aus. Daraus folgt, dass die konzentrisch aktiven Muskeln der rechten Schulter, links exzentrisch arbeiten müssen (Wirhed, 2001, S. 21-23). Zu den konzentrisch arbeitenden Muskeln der rechten Rotatorenmanschette gehören der M. supraspinatus, der M. infraspinatus und der M. teres minor (Jobe et al., 1986). Pink et al. (1990) konnten ebenfalls nachweisen, dass die Mm. supraspinatus et infraspinatus große Aktivität zeigen, wenn die Schultergelenke ein hohes Maß an Mobilität (Extrempositionen der Schulter) während des Golfschwungs aufbringen müssen. Dies ist sowohl beim Top of the Backswing als auch in der so genannten Endposition des Ausschwungs der Fall. Auf der linken Schulterseite setzt sich die konzentrische Aktivität des M. pectoralis major fort bis der Endpunkt der Ausholbewegung erreicht ist. Der rechte M. pectoralis major ist weiterhin exzentrisch gedehnt, was besonders für die nachfolgend beschriebene Beschleunigungsphase (Abschwung) relevant ist.

3.2 Der Abschwung

Der Abschwung kann als die eigentliche Hauptphase des Golfschwungs bezeichnet werden. Diese Phase startet am Endpunkt der Ausholbewegung (ToB) und endet mit dem Treffmoment des Schlägerkopfes mit dem Ball (Impact). Das Ziel des Abschwungs besteht darin, den Schlägerkopf mit möglichst hoher Geschwindigkeit in Richtung Ball zu bewegen, so dass eine, dem jeweils benutzten Schläger entsprechende, maximale Ballflugweite erzielt wird (Letzelter & Letzelter, 2002, S. 152).

Im Gegensatz zur Ausholbewegung startet der Abschwung mit einer translatorischen Rotationsbewegung der Hüfte. Diese Hüftbewegung beginnt circa 0,1 Sekunden vor der nachfolgenden Schulterbewegung (Lehnertz et al., 2002, S. 78-79). Diese Tatsache hat viele Autoren dazu bewogen, Untersuchungen über die Aktivität der Rumpfmuskulatur beim Golfspieler anzustellen. Sowohl Weishaupt et al. (2001) als auch Watkins et al. (1996) heben die Bedeutung der Rumpfmuskulatur in der Beschleunigungsphase hervor. Neben der Rumpf- und Oberkörperrotation ist jedoch das schnelle Senken der Arme mit entscheidend, um eine hohe Schlägerkopfgeschwindigkeit zu erzielen (Abb. 8). Das schnelle Herunterziehen der Arme ist ebenfalls wichtig, um die korrekte Schwungebene zu halten, welche zu einem sauberen Treffmoment, zwischen Golfball und Schlägerkopf, führt. Wird der Ball möglichst zentral am Schlägerkopf getroffen (Sweet spot), erfolgt eine optimale Übertragung der Schlägerkopfgeschwindigkeit auf den Golfball.

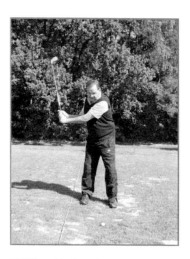

Abbildung 11: Start der Abschwungphase

Jobe et al. (1986) sehen eine besonders hohe Aktivität der Mm. pectoralis major et latissimus dorsi auf beiden Körperseiten während der Beschleunigungsphase des Golfschwungs. Außerdem ist in dieser Phase der M. subscapularis der rechten Seite äußerst aktiv. Die restlichen Muskeln der Rotatorenmanschette, die am ToB noch starke Arbeit leisten mussten, sind an der Beschleunigung nur unwesentlich beteiligt. Dies kann zu Dysbalancen der Schultermuskulatur führen, die als Auslöser für Schulterimpingements angesehen werden können.

Kao et al. (1995) sind der Meinung, dass nur harmonisch zusammenarbeitende Schulterblattmuskeln während der Beschleunigungsphase eine hohe Schlägerkopfgeschwindigkeit garantieren. Die Autoren heben dabei besonders den rechten M. trapezius und den linken M. serratus anterior hervor. Bei zuletzt genanntem Muskel konnten die Autoren eine hohe Aktivität im kompletten Verlauf des Grundschwungs nachweisen. Diese hohe Aktivität des M. serratus anterior kann bei hoher golfspezifischer Belastung zu Ermüdungserscheinungen bzw. Kraftverlust führen. Ermüdungserscheinungen dieses Muskels können eine Dezentrierung des Oberarmkopfes in der Gelenkpfanne hervorrufen.

Sowohl während der Ausholbewegung, als auch während der Beschleunigungsphase sind die subacromialen Strukturen der Schulter verschiedenen Belastungskräften ausgesetzt. So belasten während des Abschwungs Zugkräfte die Weichteilstrukturen des subacromialen Raumes (Lehnertz & Quirmbach, 1996, S. 94). Dagegen wirken auf den Subacromialraum während der Ausholbewegung Kompressionskräfte ein. Bei einem Spieler mit Schulterimpingement Syndrom können diese biomechanischen Kräfte die subacromialen Strukturen zusätzlich belasten und schädigen. Der Abschwung endet mit der Übertragung der Geschwindigkeit des Schlägerkopfes auf den Ball, dem so genannten Impact (Abb. 9). Je höher die Schlägerkopfgeschwindigkeit zu Kontaktbeginn mit dem Ball ist, desto höher ist die Ballabfluggeschwindigkeit und somit die Flugweite des Golfballes (Ballreich & Mund, 1999, S. 50).

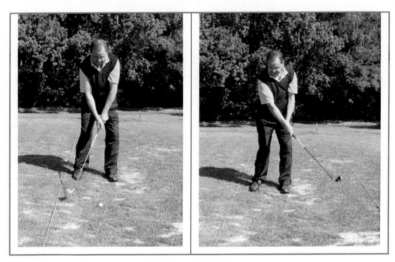

Abbildung 12: Der Impact

3.3 Der Ausschwung

Die letzte Phase des Golfschwungs beginnt unmittelbar nach dem Kontakt zwischen Schlägerkopf und Ball. Der Ausschwung hat somit keine direkte Auswirkung auf die Flugbahn und die Flugdistanz. Fehler in dieser Phase wirken sich also nicht auf die Schlägerkopfgeschwindigkeit aus (Letzelter & Letzelter, 2002, S. 190). Der Schläger wird durch die Übertragung der Geschwindigkeit auf den Ball erheblich abgebremst. Im weiteren Verlauf des Ausschwungs wird die Bremsbewegung bis zum Endpunkt des Grundschwungs fortgesetzt. Die Hüftdrehung läuft immer noch der Schulterdrehung voraus, und die Arme rotieren entgegengesetzt zur Ausholbewegung. Erst wenn der rechte Arm parallel zum Boden ist, beginnt die Schulterdrehung die Hüftdrehung wieder zu überholen. Ab diesem Moment winkeln sich beide Hand- und Ellenbogengelenke ab. Haben die Schultern circa 90° Rotation und die Hüften ungefähr 130° Rotation erreicht, befindet sich der Spieler in der Endposition (Abb. 10). In dieser Position befinden sich die Hände neben dem Kopf des Spielers, beide Knie berühren sich auf gleicher Höhe und die Wirbelsäule hat sich aufgerichtet (Lehnertz & Quirmbach, 1996, S. 95-96). In dieser Endposition müssen die Schultergelenke wiederum ein hohes Maß an Beweglichkeit bereit stellen. Dieses Mal ist die linke Schulter abduziert und außenrotiert, wogegen die rechte Schulter eine starke Adduktion und Innenrotation einnehmen muss.

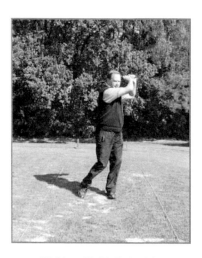

Abbildung 13: Die Endposition

Kasten & Lützner (2010) sehen in beiden Bewegungskombinationen eine potentielle Ursache für die Entstehung von Tendopathien der sportbelasteten Schulter. Sowohl durch die Kombination von Adduktion/Innenrotation als auch durch die Bewegungen Abduktion und Außenrotation ist das Schultergelenk starken Kompressions- und Rotationskräften ausgesetzt. Außerdem entstehen durch beide Bewegungskombinationen Scherkräfte, die das Schultergelenk und seine Weichteilstrukturen zusätzlich belasten. Somit nimmt der Golfspieler in der Endposition des Ausschwungs und beim Top of the Backswing schulterbelastende Gelenkstellungen ein. Letzelter & Letzelter

(2002, S. 150) ordnen dem Ausschwung deshalb präventive Eigenschaften zu. Sie sind der Meinung, dass ein idealer Ausschwung Verschleißerscheinungen und Verletzungen am Bewegungsapparat vermindern bzw. sogar verhindern kann.

Das sichtbare Ergebnis eines ausgeführten Grundschwungs ist der Ballflug. Das Flugverhalten des Golfballes gibt dem Spieler ein Feedback, über die technische Ausführung seines Golfschlags.

3.4 Der Ballflug

Wird der Grundschwung technisch sauber durchgeführt, entwickelt sich daraus ein gerader Ballflug (Straight). Liegen, besonders während der ersten beiden Schwungphasen, Mängel in der Technik vor, können diese anhand der Flugbahn des Balles nachgewiesen werden.

Entfernt der Spieler in der Ausholbewegung seine Arme zu weit vom Körper, wird seine Schwungbahn zu steil und der Schläger bewegt sich von außen nach innen zum Ball. Als Folge wird der Ball im Treffmoment mit leicht geöffneter Schlagfläche getroffen. Dabei startet der Ball zuerst in Zielrichtung, driftet allerdings im weiteren Flugverlauf nach rechts ab. Diese Flugbahn wird als Slice bezeichnet. Startet der Ball wiederum in die anvisierte Zielrichtung und bewegt sich dann von der Zielrichtung aus gesehen nach links weg, wird dies als Hook tituliert. Diese Flugbahn entsteht, wenn der Spieler die Arme zu eng am Körper bis zum Top of the Backswing führt. Dadurch ergibt sich eine flache Schwungbahn, der Schläger bewegt sich von innen nach außen zum Ball und die Schlagfläche ist im Treffmoment geschlossen (Ballreich & Mund, 1999, S. 64).

Die abgeschwächte Form des Hook ist der Draw. Der Schwungfehler ist der gleiche, nur weniger ausgeprägt, so dass der Ball wiederum von der Ziellinie aus betrachtet nach rechts startet, dann aber nach links zurückdreht. Startet der Ball leicht nach links und dreht im Flug diskret nach rechts ab, so wird diese Flugkurve Fade genannt. Hierbei handelt es sich um die abgeschwächte Form der Slice-Flugkurve (Hamster, 2005, S. 56-58). Mehrere Autoren (Kim et al., 2004; Theriault & Lachance, 1998; Lehnertz et al., 2002, S. 94) sehen Technikfehler in der Grundschwungsphase als eine auslösende Ursache für ein Schulterimpingement Syndrom an. Sie differenzieren dabei nicht, welcher Schwungfehler das Schulterimpingement Syndrom generieren kann. Hume et al. (2005) sind der Meinung, dass die Biomechanik wichtige Erkenntnisse für die richtige Golftechnik liefert. Diese biomechanischen Erkenntnisse können dazu beitragen, Überlastungsschäden im Golfsport zu reduzieren.

3.5 Biomechanik der Schlägerkopfgeschwindigkeit

Im Vergleich zu anderen Sportarten wie beispielsweise Fußball oder Tennis, die als polytechnische Sportarten angesehen werden können, fällt der Golfsport eher in die Kategorie der monotechnischen Sportart. Deshalb ist der Golfsport besonders für eine biomechanische Bewegungsanalyse geeignet (Letzelter & Letzelter, 2002, S. 28-29). Aus dieser Bewegungsanalyse heraus können Rückschlüsse für die Gewinnung der Schlägerkopfgeschwindigkeit gezogen werden. Die im Abschwung erzielte Geschwindigkeit des Schlägerkopfes im Treffmoment hat den größten Einfluss auf die Flugweite des Balles. Dazu muss der Golfspieler den Schläger vom ToB bis zum Impact möglichst schnell beschleunigen. Dem Golfspieler stehen aufgrund seiner Anatomie für die Beschleunigung des Schlägerkopfes bis zum Treffmoment ca. 0,2 Sekunden zur Verfügung (Lehnertz et al., 2002, S. 31). Der Schlägerkopf wird durch die Bewegungsarbeit des Spielers in weniger als einer Viertelsekunde von 0 km/h im Top of the Backswing auf bis zu 220 km/h im Treffmoment beschleunigt (bei einem Schlag mit dem Driver). Dabei variiert die Abfluggeschwindigkeit des Balles zwischen 180 km/h bei Spielern mit hohem Handicap und 340 km/h bei den weltbesten Golfern. Die Leistung, die ein Golfspieler erbringen muss um die Masse des Schlägerkopfes bis zum Impact auf über 200 km/h zu beschleunigen, beträgt dabei 2000 bis 3000 Watt. Um diese Energie aufzubringen nutzt der Golfspieler beim Grundschwung einige biomechanische Prinzipien.

Das **Prinzip der Gegenwirkung** beruht auf dem 3. Newton`schen Gesetz actio = reactio und tritt beim Rückschwung durch den hohen Druck auf das rechte Bein mit anschließendem reaktiven Abstoß nach vorne in Kraft (Grosser, 2009). Durch dieses Abstoßen nach vorne erfolgt eine Impulsübertragung auf den gesamten Körper. Dadurch überträgt sich Spannung (Energie) von den Beinen ausgehend über den Rumpf hinauf, bis zu den Schultern und Armen. Gelingt es dem Spieler eine hohe muskuläre Vorspannung während der letzten Phase des Aufschwungs aufzubauen, bewirkt dies eine hohe Anfangskraft im Abschwung. Dies entspricht dem **biomechanischen Prinzip**

der Anfangskraft. Die optimale Muskelvorspannung entsteht durch das starke Aufdrehen des Schultergürtels um circa 90° im ToB und dem um ungefähr die Hälfte geringerem Aufdrehen der Hüften während dieser Position (Dinse, 2004, S. 20). Letzelter & Letzelter (2002, S. 140) sind der Meinung, dass die Differenz zwischen Schulter- und Hüftrotation für die Höhe der Schlägerkopfgeschwindigkeit entscheidend ist. Diese Rotationsbewegung des Schultergürtels dehnt unter anderem die stark an der Beschleunigung des Schlägers beteiligten Mm. pectoralis major et latissimus dorsi. Die gesamte Kontraktionskraft eines Muskels ist dann am größten, „ [...] wenn der Abstand zwischen Ursprung und Ansatzpunkt um ca. 20% größer ist als die Ruhelänge des Muskels" (Wirhed, 2001, S. 17).

Aufgrund seines physiologischen Querschnitts erzeugt ein Kilogramm Muskelmasse circa 150 Watt Leistung. Die durchschnittliche Armmuskelmasse eines ausgewachsenen Menschens summiert sich auf ungefähr acht Kilogramm. Alleine die Armmuskelmasse ist demnach in der Lage, etwa 1200 Watt Leistung zu erzeugen. Will der Golfspieler den Ball möglichst weit schlagen, benötigt er, wie bereits erwähnt, etwa 2000-3000 Watt. Es müssen also mehrere große Muskelgruppen in die Beschleunigungsphase des Grundschwungs integriert werden, wie beispielsweise die Rumpf- und Beinmuskulatur (Cochran & Stobbs, 1968, zitiert nach Lehnertz et al., 2002, S. 35). Diese Tatsache bedeutet für den Golfspieler, dass er eine zeitlich und räumlich gerichtete Aneinanderreihung von Teilimpulsen aus den mit Muskelketten verbundenen Körperteilen Füße - Beine - Hüfte - Rumpf - Schultern - Arme - Handgelenk koordinieren muss. Dies entspricht dem **biomechanischen Prinzip der zeitlichen Koordination der Teilimpulse** (Grosser, 2009). Meert (2009, S.29-49) beschreibt vier große Muskelketten (Myofascialketten) im menschlichen Körper, die bei sportlichen Bewegungen miteinander kommunizieren müssen. Läsionen in den einzelnen Teilsystemen führen unweigerlich zu Kompensationsbewegungen. Diese Ausweichbewegungen können die sportliche Bewegungsleistung hemmen. Wenn es dem Spieler allerdings gelingt, diese Teilimpulse optimal mittels des Golfschlägers auf den Ball zu übertragen, kann der Schlägerkopf den Ball mit hoher Geschwindigkeit treffen. Es nützt dem Golfspieler nichts, wenn er „mit aller Kraft" schlägt. Ein solches Schwungverhalten führt zu dem Resultat, dass die Schwunggeschwindigkeit in den wenigsten Fällen beim Impact am höchsten ist, sondern an einem anderem Punkt der Schwungbahn. Das Zusammenspiel der einzelnen kinematischen Muskelketten muss also gut koordiniert sein (Lehnertz et al., 2002, S. 35).

Aus biomechanischer Sicht sollte die kinematische Kette mit einer Verschiebebewegung (Translationsbewegung) der Beine begonnen werden. Diese Translationsbewegung, auch Shift genannt, besteht aus einer Gewichtsverlagerung vom rechten auf das linke Bein und wirkt sich positiv auf die Rotationsgeschwindigkeit der Schultern aus (Letzelter & Letzelter, 2002, S. 167). Mechanisch betrachtet ist der Körper ein System von Hebeln, die bei sportlichen Bewegungen, wie dem Golfschwung, zusammen arbeiten müssen. Im Zwei-Hebel-Modell nach Milburn (1982, zitiert nach Ballreich & Mund, 1999, S. 37-38) ist der erste Hebel (Hebel I) ein kombinierter Schulter-Arm-Hand-Hebel und der zweite periphere Hebel (Hebel II) der Schläger. Nur wenn der Körper es schafft, die jeweiligen Körpersegmente nach Erreichen der Höchstgeschwindigkeit wieder abzubremsen, ist eine Übertragung auf das benachbarte Körpersegment gewährleistet. Diese so genannte intersegmentelle Dynamik von Beinen, Rumpf und den beiden oben genannten Hebeln führt zu einer hohen Schlägerkopfgeschwindigkeit im Treffmoment (Letzelter & Letzelter, 2002, S. 157-158). Außerdem reduziert sich durch den intersegmentellen dynamischen Bewegungsablauf die Zugbelastung auf Muskeln und Sehnen des Golfspielers (Ballreich & Mund, 1999, S. 117). Trotzdem wird durch die Beschleunigung des Schlägerkopfes auf bis zu 240 km/h eine durchschnittliche Beschleunigungskraft von 0,6 Tonnen auf Strukturen des Körpers erzielt.

Aufgrund der mehrfachen Wiederholung dieser Beschleunigungsleistung während einer Golfrunde sind Verschleißerscheinungen und Verletzungen des Muskel- und Sehnenapparates keine Seltenheit. Ballreich & Mund (1999, S. 108) sind der Meinung, dass im Missverhältnis zwischen dem konditionellen Anforderungsprofil des Golfschwungs und dem altersentsprechendem Trainingszustand eines Amateurgolfspielers die Ursache für Technikprobleme und damit für Überlastungen, beispielsweise der Schulter, liegen können.

3.6 Konditionelles Anforderungsprofil des Golfspielers

Die sportliche Leistungsfähigkeit setzt sich aus vielen einzelnen Teilbereichen zusammen. Dazu gehören die Psyche (Motivation, Willenskraft), die Technik (Bewegungsfertigkeit), die Taktik (kognitive Fähigkeit), Rahmenbedingungen wie Talent, Gesundheit oder Konstitution und die Kondition (Dinse, 2004, S. 14). „Unter Kondition im Sport verstehen wir allgemein die gewichtete Summe der physischen (körperlichen) Fähigkeiten Ausdauer, Kraft, Schnelligkeit, Flexibilität und ihre Realisierung durch Bewegungsfertigkeiten/-techniken und durch Persönlichkeits-eigenschaften" (Grosser & Knauss, 1996, S. 8). Die Sportwissenschaft unterteilt dabei die Kondition noch einmal in eine allgemeine Kondition und in eine spezielle Kondition. Die allgemeine Kondition ist als Grundlage bzw. Basistraining für fast alle Sportarten zu sehen und bezieht sich auf die harmonische Entwicklung des Herz- Kreislauf-Systems, der Muskelkraft und der Flexibilität. Ausgehend von dieser allgemeinen Basis, beschränkt sich die spezielle Kondition auf die Ausbildung sportartspezifischen bzw. leistungsbestimmender Fähigkeiten, beispielsweise die spezifische Kraft eines Golfspielers oder der Schulterbeweglichkeit (Grosser & Knauss, 1996, S. 10-11). Aus den Belastungs-, Bewegungs- und Beanspruchungsanalysen des voran gegangenen Technikkapitels ergibt sich für Golfspieler aller Alters- und Leistungsklassen ein allgemeines, konditionelles Anforderungsprofil an den Körper. Dieses körperliche Anforderungsprofil beinhaltet die Komponenten Muskelkraft, Beweglichkeit und allgemeine Ausdauer (Grosser & Knauss, 1996, S. 27).

Die Muskelkraft wird von der Skelettmuskulatur (quergestreifte Muskulatur) erzeugt. Die Skelettmuskulatur dient dem Bewegungsapparat als Motor und ist somit auch der Motor der Grundtechnik des Golfschwungs. Ein quergestreifter Muskel besteht aus kleineren Muskelfaserbündeln, den so genannten Myonen. Unter dem Mikroskop lässt sich erkennen, dass diese Myonen aus winzigen Komponenten, den so genannten Muskelfibrillen, zusammengesetzt sind. Diese Fibrillen bauen sich aus den beiden Muskelfilamenten Actin und Myosin zusammen. Werden die Actinfilamente zwischen die Myosinfilamente hineingezogen, führt dieser Vorgang zu einer Verkürzung (Kontraktion) der Muskulatur. Dadurch entsteht ein Kraftpotential (motorische Kraft), das sich mit exakt gleicher Stärke, jedoch in entgegengesetzter Richtung, auf den Ursprung und Ansatz des Muskels verteilt (Wirhed, 2001, S. 13-15). Ohne motorische Kraft sind sportliche Leistungen, wie beispielsweise der Golfgrundschwung, nicht zu verwirklichen. Zur idealen Umsetzung der Grundtechnik sollte der Spieler sowohl ein Basiskrafttraining, als auch ein spezielles Krafttraining durchführen. Besteht das Basiskrafttraining aus allgemeinen Kräftigungsübungen für Beine, Rumpf und Schultergürtel, so setzt sich das spezielle Krafttraining aus Übungen, die von ihrer Bewegungsstruktur aus betrachtet eine große Ähnlichkeit mit dem Golfgrundschwung aufweisen, zusammen (Grosser & Knauss, 1996, S. 28-32). Seiler et al. (2006) konnten einen positiven Effekt auf die Schlägerkopfgeschwindigkeit bei jugendlichen Golfspielern nachweisen, nachdem sie bei diesen Spielern ein spezielles Krafttraining durchgeführt haben.

Verletzungen bzw. Degenerationen der Muskulatur oder im Muskel-Sehnen-Bereich, wie beispielsweise ein Impingement Syndrom der Schulter, führen über eine Erhöhung der Muskelspannung zu Schonhaltungen. Als weitere Folge reagieren die betroffenen Muskeln aufgrund der Tätigkeit von Rezeptoren der Muskeln und Sehnen (Muskelspindeln und Golgi-Sehnen-Apparat) mit Kraftverlust (Jones, 2005, S. 16-17). Bei Überlastung bzw. Degeneration von Muskeln oder Sehnen werden Schmerzsignale gesendet. Diese gehen von Nozirezeptoren der Gelenke aus und werden über das Hinterhorn des Rückenmarks mittels des Tractus spinothalamicus an das limbische System weitergeleitet. Die Funktion dieses Reizes ist ein tonischer reflexogener Effekt auf die Muskulatur der Extremitäten (Jones, 2005, S. 10-11). Dieser Reiz bewirkt einen Hartspann der Muskulatur und eine daraus resultierende Zwangshaltung (adaptives Haltungsmuster). Somit wirken sich Schmerzen immer auf die Bewegungsleistung von Sportlern aus. Gordon et al. (2009) fanden heraus, dass zwischen der Kraft des M. pectoralis major und der Schwunggeschwindigkeit eine Korrelation besteht. Fett (2010) sieht den M. pectoralis major bei Schulterimpingement Syndromen häufig verkürzt und leistungsgemindert.

Der zweite Baustein, auf dem das allgemeine konditionelle Anforderungsprofil eines Golfspieler beruht, ist die Beweglichkeit. „Beweglichkeit (auch Flexibilität genannt) ist die Fähigkeit, willkürliche Bewegungen mit einer großen Schwingungsweite in bestimmten Gelenken auszuführen" (Grosser & Knauss, 1996, S. 39). Die Beweglichkeit eines Menschen setzt sich aus zwei Komponenten zusammen. Zum einen gibt es die Gelenkigkeit, welche den passiven Bewegungsapparat betrifft und zum anderen gibt es die Dehnfähigkeit, die den aktiven Bewegungsapparat umfasst. Beide Faktoren müssen gewährleistet sein, um ein Gelenk möglichst weit ausschlagend bewegen zu können (Grosser & Knauss, 1996, S. 39). Die Gelenkbeweglichkeit entscheidet letztendlich über die Bewegungsmöglichkeiten der einzelnen Körpersegmente. Die Gelenke, die im Golfsport ein beträchtliches Bewegungsausmaß erreichen müssen, sind die

Schultern sowie das Hüft- und Handgelenk. Insbesondere das Schultergelenk verfügt über ein beträchtliches Bewegungsausmaß und ist deshalb in hohem Maße an der Beschleunigung des Schlägerkopfes beteiligt (Letzelter & Letzelter, 2002, S. 42). Dinse (2004, S. 17) betrachtet Einschränkungen der Schulterbeweglichkeit als leistungsbegrenzenden Faktor der Schwunggeschwindigkeit. Eine Limitierung der Schulterbeweglichkeit (Hypomobilität der Schulter) kann sich demnach leistungshemmend auf die Schlägerkopfgeschwindigkeit auswirken. Eine Verbesserung der Beweglichkeit kann in der sportphysiotherapeutischen Praxis durch die Methode des Dehnens (Stretching) erreicht werden. „Das Stretching eignet sich hervorragend dazu, die ursprüngliche Länge eines (durch Verletzung oder falsches Training) verkürzten Muskels wiederherzustellen" (Wirhed, 2001, S. 141).

Eine weitere wichtige konditionelle Fähigkeit, die ein Golfspieler erfüllen muss, ist die Ausdauer. Sie bildet die Voraussetzung für nahezu alle sportartspezifischen Leistungen. Eine gute Ausdauer erfüllt für den Golfspieler multiple Aufgaben. Sie sorgt einerseits dafür, dass die Belastungsverträglichkeit bei umfangreichem Trainings- und Wettkampfpensum erhöht wird, andererseits führt eine gute Ausdauer zu einer Stabilisierung der golfspezifischen Techniken. Die Beschleunigung der Wiederherstellung nach Trainings- und Wettkampfbelastung (Regenerationsfähigkeit) wird durch eine gute Ausdauer ebenfalls erhöht. Des Weiteren sorgt sie für eine bessere und längere Konzentrationsfähigkeit des Golfspielers. Aus trainingstherapeutischer Sicht werden zwei Arten von Ausdauer unterschieden, die Grundlagenausdauer und die spezielle Ausdauer (Grosser & Knauss, 1996, S. 44-45). Die Grundlagenausdauer kann als Basisform zur Entwicklung anderer Fähigkeiten charakterisiert werden und ist deshalb für den Golfspieler von Bedeutung. Im Gegensatz zur Grundlagenausdauer muss die spezielle Ausdauer für das Golftraining nicht weiter berücksichtigt werden. Trotz intensiver Recherche konnte keine Studie gefunden werden, die den positiven Effekt eines gezielten Grundlagenausdauertrainings auf die Schlägerkopfgeschwindigkeit nachweisen kann.

Somit lässt sich konstatieren, dass Defizite im allgemeinen, konditionellen Anforderungsprofil zu einer Reduzierung der Schlägerkopfgeschwindigkeit beim Golfspieler führen können. Dysbalancen und Kraftdefizite, verursacht durch Verkürzungen oder Verletzungen in den golfrelevanten Muskelgruppen und Bewegungseinschränkungen der Schulter- und Handgelenke sehen viele Autoren als Ursache einer geringen Schlägerkopfgeschwindigkeit an. Die klinischen Zeichen einer Golfschulter können Schmerzen, Bewegungseinschränkungen, muskuläre Dysbalancen und Kraftverlust in Muskelgruppen sein, die für den Golfsport relevant sind. Der Einfluss eines Schulterimpingement Syndroms (Golfschulter) auf die Schlägerkopfgeschwindigkeit soll deshalb im empirischen Teil dieses Buches näher betrachtet werden.

4 Hypothesenformulierung

Ausgangspunkt für die vorliegende Untersuchung ist die überschneidende Meinung mehrerer Autoren, hinsichtlich der Häufigkeit des Schulterimpingement Syndroms bei Golfspielern. Theriault & Lachance (1998) und Lehnertz et al. (2002) sehen das Schulterimpingement Syndrom, neben Beschwerden der unteren Lendenwirbelsäule, als häufigste Überlastungserscheinung des Golfspielers an. McHardy & Pollard (2005) sind der Meinung, dass etwa 20% der Golfspieler unter einem Schulterimpingement Syndrom leiden. Hovis et al. (2002) betrachten das Non-Outlet-Impingement ebenfalls als häufig auftretende Problematik des Amateurgolfspielers.

Dabei gibt es unterschiedliche Auffassungen über die Belastung und Schmerzauslösung der subacromialen Schulterstrukturen während der einzelnen Phasen des Grundschwungs. Hovis et al. (2002) sind der Meinung, dass der Schulterschmerz, ausgelöst durch ein Schulterimpingement Syndrom, besonders oft in der Endposition des Aufschwungs (Top of the Backswing) auftritt. Für Ballreich & Mund (1999, S. 116) resultiert ein pathologischer Verschleißvorgang der Schultersehnen vor allem aus der Zugbelastung beim Treffmoment (Impact). Jobe & Pink (1996) sehen die Sehnen der Rotatorenmanschette im besonderen Maße während des Durchschwungs belastet, was ihrer Ansicht nach zu Beschwerden im Schulterbereich führen kann. Kasten & Lützner (2010) sehen die jeweiligen Endpositionen des Auf- und Durchschwungs bei Vorliegen einer Impingement Problematik als schulterbelastend und schmerzauslösend an.

Somit kann die Golfschulter als häufiges Problem des Golfspielers angesehen werden. In allen Phasen des Golfgrundschwungs kann es durch das Schulterimpingement Syndrom zu körperlichen Beschwerden kommen, die den Golfspieler in dessen Schwungsausführung hemmen können. Es gibt bisher noch keine anerkannte wissenschaftliche Untersuchung über die Auswirkungen einer Golfschulter auf die Schlägerkopfgeschwindigkeit.

Ziel dieser vorliegenden Untersuchung ist es, einen Zusammenhang zwischen Defiziten in der Schwunggeschwindigkeit (Schlägerkopfgeschwindigkeit) leistungsstarker Amateurgolfer und einem bestehenden Schulterimpingement Syndrom (Golfschulter) aufzuzeigen.

5 Material

Golfspieler der besseren Handicapklassen sind den Golfspielern aus den höheren Handicapklassen weitemäßig überlegen. Dies bedeutet, dass der leistungsstärkere Golfer eine deutlich höhere Schlägerkopfgeschwindigkeit erzielt, als der leistungsschwächere. Dabei werden die Unterschiede um so deutlicher, je länger der verwendete Schläger ist. „Trennen die einstelligen Golfer von denen mit Hcp > 20 beim Eisen 9 lediglich 8%, wächst der Abstand beim Eisen 5 auf 15%, beim Holz 3 auf fast 20%" (Letzelter & Letzelter, 2002, S. 70).

Des Weiteren sind Männer, in allen konditionsabhängigen Sportarten, leistungsmäßig Frauen überlegen. Dies liegt zum einen an der genetisch bedingten geringeren Muskelmasse der Frau, zum anderen an einem im Durchschnitt um acht Prozent kürzeren Schulter-Arm-Hebel (Hebel I). Demzufolge erreichen weibliche Golfspieler, im Vergleich zu ihrem Gegengeschlecht, eine deutlich geringere Schwunggeschwindigkeit (Letzelter & Letzelter, 2002, S.70).

Zur Entwicklung einer homogenen Gruppe, zur Untersuchung bestimmter Einflüsse auf die Schwunggeschwindigkeit sind diese Fakten wichtig, um ein reliables Ergebnis präsentieren zu können. Das Handicap eines Golfspielers ist ein zuverlässiges und solides Leistungskriterium (Letzelter & Letzelter, 1992, S. 150). Deshalb wurden die Golfspieler nach dem Leistungskriterium Handicap ausgesucht. Insgesamt nahmen an der Studie 31 (n = 31) Mannschafts- und Turnierspieler eines Golfclubs teil. Alle untersuchten Spieler gehörten den Handicapleistungsklassen 1 und 2 an. Als arithmetisches Mittel für das Handicap der untersuchten Golfer errechnete sich der Wert 10,15. Statistisch betrachtet kann das Untersuchungsmaterial auf 14,94 gespielte Golfjahre zurückblicken. Das Durchschnittsalter der teilnehmenden Golfspieler betrug dabei 52,2 Jahre. Alle in die Studie aufgenommenen Golfspieler waren Rechtshänder und männlichen Geschlechts.

Die Handicapverteilung in Deutschland ist statistisch betrachtet nicht normalverteilt. Deshalb gibt es weitaus weniger Golfspieler, die ein relativ niedriges Handicap aufweisen als solche mit einem vergleichsweise hohem Handicap (Letzelter & Letzelter, 1992, S. 152). Diese statistische Tatsache führte zu der unterschiedlichen Größe der Impingement- und Non-Impingementgruppe. Eine Parallelisierung der Gruppen hätte bedeutet, die Impingementgruppe mit leistungsschwächeren Golfspielern aufzufüllen.

Letzelter & Letzelter (1992, S. 214) fanden heraus, dass die Differenz zwischen der mittleren Drivelänge eines Single-Handicapers und der eines Handicap 21 Spielers in etwa 37 Meter beträgt. Aufgrund dieses Weitenunterschiedes besteht zwischen Golfern der Handicapleistungsklassen 1 und 2 und Spielern der Leistungsklassen 3 bis 6 ein deutlicher Unterschied im Stundengeschwindigkeitsmittel der Schwunggeschwindigkeit. Die Aufnahme von Spielern der Leistungsklassen 3 bis 6 in die Impingementgruppe hätte demzufolge den Durchschnittswert der Schlägerkopfgeschwindigkeit vorhersehbar negativ beeinflusst und ein reliables Ergebnis der Studie unmöglich gemacht.

6 Methode

Die Methodik dieser Studie kann in zwei große Untersuchungsmodule unterteilt werden. Das erste Untersuchungsmodul, welches nachfolgend als Schulteruntersuchung bezeichnet wird, evaluiert die Anzahl der Golfspieler mit Zeichen eines Schulterimpingement Syndroms. Untersuchungsmodul zwei ermittelt die Schlägerkopfgeschwindigkeit aller Probanden.

6.1 Schulteruntersuchung

Die klinische Untersuchung der Schulter ermöglicht die Diagnose eines Schulterimpingement Syndroms (Golfschulter) bei den Probanden. Die getesteten Golfspieler können so in eine Impingementgruppe und eine Non-Impingementgruppe eingeteilt werden.

Nach Aussage von MacDonald et al. (2000) bringt die Kombination aus Impingementtest nach Neer und Hawkins-Kennedy-Test eine zuverlässige Diagnoseaussage. Für Park et al. (2005) liefert die Verknüpfung des Hawkins-Kennedy-Tests, Schmerzhaften Bogens und Krafttests M. infraspinatus eine 95 prozentige Diagnosewahrscheinlichkeit für das Schulterimpingement Syndrom. In der vorliegenden Studie dienen MacDonalds et al. (2000) und Parks et al. (2005) Untersuchungen als Grundlage für die Auswahl der Impingementtests. Folgende Tests wurden bei allen Probanden durchgeführt: Test nach Neer, Hawkins-Kennedy-Test, Schmerzhafter Bogen und Krafttest M. infraspinatus. Auf die Durchführung und Bewertung soll im Folgenden detailliert eingegangen werden.

Der Impingementtest nach Neer ist ein so genannter passiver Provokationstest, d. h. der Patient selbst muss keine aktive Bewegung ausführen. Der zu Untersuchende sitzt dazu in einer für ihn komfortablen Position und lässt beide Arme nach unten hängen. Der Untersucher steht hinter dem Patienten, greift in Höhe des Handgelenks den Unterarm und bringt die Schulter in eine maximale Innenrotation, so dass der Daumen nach hinten zeigt. Aus dieser Ausgangsposition heraus führt der Untersucher eine endgradige Elevationsbewegung des Armes durch. Eine positive Beurteilung des Impingementtests nach Neer ist dann gegeben, wenn der Patient während der beschriebenen Bewegung Schmerzen angibt (Buckup, 2009, S. 104). Abbildung 11 illustriert die Ausgangs- und die Endstellung des Schulterimpingementtests nach Neer.

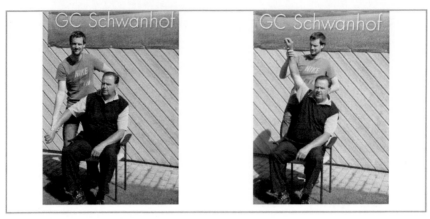

Abbildung 14: Test nach Neer

Der Hawkins-Kennedy-Test ist ebenfalls ein passiver Provokationstest, bei dem der Patient wiederum sitzt und eine entspannte Körperhaltung einnimmt. Der Untersucher steht, wie schon beim Impingementtest nach Neer, hinter dem Patienten. Der im Ellenbogengelenk um 90° flektierte Arm des Patienten wird in 90° Schulterflexion und ungefähr 90° Schulterinnenrotation positioniert, so dass der Unterarm parallel zur Bodenebene steht und die Handfläche nach caudal gerichtet ist. Ausgehend von dieser Position, bewegt der Untersucher den Arm des Patienten sehr schnell und möglichst maximal weiter in die Innenrotation. Gibt der Patient während dieser forcierten Innenrotation Schmerzen an, wird der Hawkins-Kennedy-Test als positiv für ein Schulterimpingement Syndrom gewertet (Buckup, 2009, S. 105). Abbildung 12 zeigt die Ausführung des Hawkins-Kennedy-Tests.

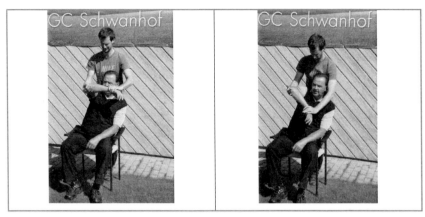

Abbildung 15: Hawkins- Kennedy-Test

Der Schmerzhafte Bogen (Painful Arc) ist ein Test, den der Patient selbst, also aktiv, durchführen muss. Wie auch schon bei den beiden voran gegangenen Tests nimmt der Patient eine sitzende Ausgangsstellung ein. Danach fordert der Untersucher den Patienten auf, beide Arme gestreckt in eine maximale Abduktion zu bewegen. Verspürt der Patient zwischen den Abduktionsgraden 60 bis 120 (Abb. 13) Schmerzen, so ist diejenige Schulter, in welcher der Schmerz auftritt, positiv auf ein subacromiales Impingement getestet (Buckup, 2009, S. 103).

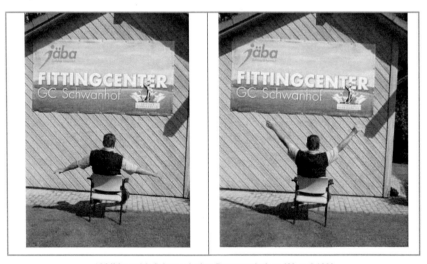

Abbildung 16: Schmerzhafter Bogen zwischen 60° und 120°

Kommt es bei diesem Test von Seiten des Patienten zu einer Schmerzangabe zwischen 120° und 180° der durchgeführten Schulterbewegung, so wird differentialdiagnostisch die Schmerzursache dem Acromioklavikulargelenk zugeordnet und nicht als positiver Test eines Schulterimpingement Syndroms gewertet (Buckup, 2009, S. 108). Das Bewegungsausmaß des Schmerzhaften Bogens zwischen 120° und 180° wird in der folgenden Abbildung dargestellt.

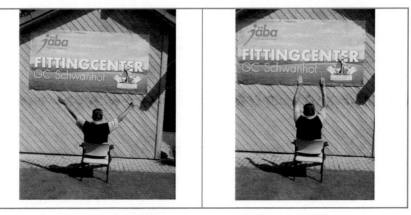

Abbildung 17: Schmerzhafter Bogen zwischen 120° und 180°

Der Funktionstest des M. infraspinatus fällt in die Kategorie Widerstandstest und bewertet die maximale Kraft des untersuchten Muskels. Wiederrum sitzt der Patient in bequemer Haltung und der Untersucher steht seitlich neben dem Untersuchungsobjekt. Der angewinkelte Arm des Patienten wird circa 80° abduziert und etwas außenrotiert. Der Patient wird vom Untersucher aufgefordert, diese Armposition zu halten während der Untersucher einen starken Druck in Richtung Innenrotation ausübt (Abb. 15). Fallen dem Untersucher im Seitenvergleich Kraftunterschiede auf, ist die Seite mit weniger Kraft als positiv zu werten. Eine positive Bewertung für eine Problematik der Rotatorenmanschette ist bei diesem Test ebenfalls gegeben, wenn während der Kontraktion des Muskels Schmerzen angegeben werden. Auch Schmerzen, die beim Lösen der Muskelanspannung auftreten, können auf ein Schulterimpingement Syndrom hinweisen und führen zu einer positiven Bewertung dieses Tests (Buckup, 2009, S. 97).

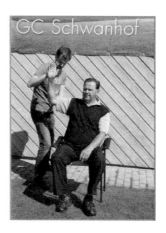

Abbildung 18: Krafttest M. infraspinatus

Alle beschriebenen Tests wurden immer vom gleichen Untersucher (Autor) durchgeführt und interpretiert, so dass eine stringente Ausführung und Interpretation der Schulterimpingementtests sichergestellt werden kann.

Waren bei einem untersuchten Golfspieler alle vier durchgeführten Tests positiv, wurde dieser der Impingement-Gruppe zugeordnet. Ebenfalls in die Impingement-Gruppe wurden diejenigen Spieler zugeordnet, bei denen eine der vorliegenden positiven Testkombinationen für ein Schulterimpingement vorlag: Kombination I aus Test nach Neer, Hawkins-Kennedy-Test, Schmerzhafter Bogen und Kombination II aus Hawkins-Kennedy-Test, Schmerzhafter Bogen und Krafttest M. infraspinatus.

6.2 Ermittlung der Schlägerkopfgeschwindigkeit

Nach der Beantwortung eines Fragebogens, wurde von jedem einzelnen Spieler die Schwung- bzw. Schlägerkopfgeschwindigkeit gemessen. Bevor diese Messung erfolgte, absolvierte jeder Golfer ein individuelles Aufwärmprogramm. Sobald der Spieler sich genügend aufgewärmt fühlte wurde die Messung der Geschwindigkeit des Schlägerkopfes im Treffmoment des Golfballes durchgeführt. Hierfür wurde der PureLaunch™ Pro Specifications der Firma Zelocity™ verwendet. Der PureLaunch™ Monitor basiert auf zwei integrierten Doppler Radar Transceivers. Transceiver ist ein Kofferwort aus den englischen Wörtern transmitter und receiver und beschreibt eine Einheit aus Sender und Empfänger. Der PureLaunch™ Monitor sendet Radarimpulse aus, die vor dem Messge-

63

rät ein Radarfeld erzeugen. Wird der Golfball in einem Abstand von circa einem Meter vor dem Gerät platziert, befindet sich der Ball in diesem Radarfeld. Passiert der Golfball dieses Radargebiet, nachdem er vom Schlägerkopf getroffen wurde, wirft der Golfball Impulse zum Zelocity™ PureLaunch™ Monitor zurück. Der Vorgang der Ermittlung der Schlägerkopfgeschwindigkeit mit dem oben genannten Gerät wird in Abbildung 16 illustriert. Das Gerät erfasst die Abfluggeschwindigkeit des Golfballes und bestimmt aufgrund der Abfluggeschwindigkeit des getroffenen Golfballes die Schlägerkopfgeschwindigkeit. Die Messdaten der Schlägerkopfgeschwindigkeit können mit Hilfe einer speziellen Software am Computer visualisiert werden (Zelocity, 2006).

Die Schlägerkopfgeschwindigkeit wird in der Maßeinheit Meilen pro Stunde (mph) angezeigt, so dass jeder gemessene Wert mit 1,609 multipliziert werden muss, um die Messdaten in Stundenkilometer darstellen zu können. Üblicherweise wird der PureLaunch™ zum so genannten Schlägerfittung verwendet, dem individuellen Anpassen des Golfschlägers an den einzelnen Golfspieler. Damit eine korrekte und stringente Messung der Schlägerkopfgeschwindigkeit für diese Studie vorgenommen werden konnte, erklärte sich der Betreiber des Schlägerfittingshop`s des Golfclubs bereit, die Messung der einzelnen Golfschwünge der jeweiligen Spieler durchzuführen. Von Seiten des Herstellers Zelocity™ gibt es keine Angaben zu bestehenden Messungenauigkeiten des PureLaunch™ Monitors.

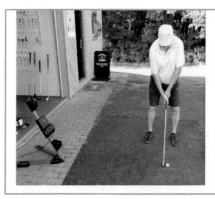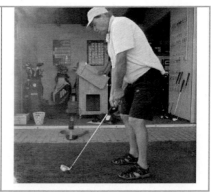

Abbildung 19: Messung der Schlägerkopfgeschwindigkeit mit dem Zelocity™ PureLaunch™

Von jedem untersuchten Golfspieler wurde ein Durchschnittswert für die Schlägerkopf-geschwindigkeit ermittelt, resultierend aus drei gemessenen „sauberen" Schlägen. Ein „sauberer" Schlag liegt vor, wenn der Ball eine dem Golfsport entsprechende Flugbahn (Straight, Fade, Draw, Slice, Hook) beschreibt. So genannte gepullte oder getoppte Schläge wurden nicht gewertet und der getestete Golfspieler musste einen solchen Schlag wiederholen. Dem Spieler standen so viele Versuche wie nötig zur Verfügung, um drei „saubere" Schläge in die Wertung einfließen zu lassen. Aufgrund des hohen Leistungsniveaus der untersuchten Spieler benötigte kein Proband mehr als vier Schläge, um die für den Durchschnittswert notwendige Schwunganzahl zu erreichen. Der ausgerechnete Durchschnittswert der Schlägerkopfgeschwindigkeit eines Spielers wurde als Schwunggeschwindigkeit des Golfspielers in der vorliegenden Studie verwendet.

Das Material eines Golfschlägers kann die Schlägerkopfgeschwindigkeit positiv beeinflussen. Besonders Graphitschäfte aus Boron erhöhen die Geschwindigkeit des Schlägerkopfes. Ebenfalls tragen Driver, deren Schlägerköpfe aus Titanium bestehen, dazu bei, die Schlägerkopfgeschwindigkeit ansteigen zu lassen. Nicht nur das verwen-dete Material, sondern auch vergrößerte Schlägerköpfe (Oversize Schläger) und Verbesserungen der Aerodynamik, begünstigen die Schlägerkopfgeschwindigkeit (Letzelter & Letzelter, 2002, S. 67). Um eine möglichst reliable Ermittlung der Schwunggeschwindigkeit des einzelnen Spielers zu gewährleisten, musste jeder Golfspieler den gleichen Eisenschläger ohne Graphitschaft verwenden. Bei diesem Schläger handelt es sich um das Eisen 7 der Marke Mikado™ Gravity Back (Abb. 17) Der Mikado™ Gravity Back wurde im Jahr 1999 hergestellt und gehört nicht zur Kategorie der Oversize Schlägerköpfe. Das Schaftmaterial dieses Eisenschlägers ist aus Stahl und wird als S-Schaft mit geringer Flexibilität eingestuft. Die Schaftlänge wurde vom Autor mit 91 Zentimetern gemessen und die Gradzahl des Schlägerlofts betrug 39.

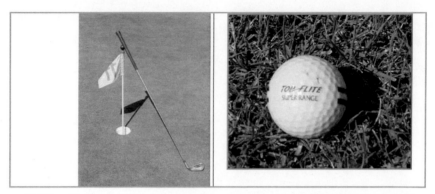

Abbildung 20: Eisen 7 der Marke Mikado™ Gravity Back und Golfball der Marke Top Flite™

Alle in die Studie aufgenommenen Werte der Schlägerkopfgeschwindigkeit wurden mit denselben Golfbällen erzielt. Es handelt sich dabei um Golfbälle der Marke Top Flite™ in gelber Farbe. Diese werden auf der Driving Range des Golfclubs zu Übungszwecken ausgegeben und verwendet.

7 Ergebnisse

Insgesamt wurden für diese Studie 31 leistungsstarke Turnier- und Mannschaftsspieler eines Golfclubs auf ein Schulterimpingement Syndrom (Golfschulter) untersucht. Nach der klinischen Untersuchung der einzelnen Golfer konnte bei elf Spielern eine Golf-schulter nachgewiesen werden. Dies entspricht einer Häufigkeit von 35,48% in Bezug auf die Gesamtteilnehmerzahl. Abbildung 18 illustriert die Häufigkeit eines positiven Schulterimpingement Befundes bei leistungsstarken Amateurgolfspielern.

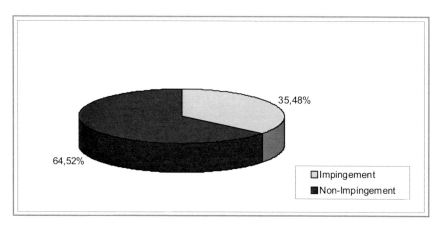

Abbildung 21: Häufigkeit der Impingement Symptomatik bei leistungsstarken Golfspielern

Aus den Ergebnissen der klinischen Schulteruntersuchung ergaben sich folgende Gruppen: Eine Non-Impingementgruppe mit zwanzig Teilnehmern (n=20) und eine Impingementgruppe mit elf Golfspielern (n=11). Die Non-Impingementgruppe kam auf ein durchschnittliches Handicap von 9,75, wogegen das durchschnittliche Handicap der Impingementgruppe 10,60 betrug. Das Durchschnittsalter der Impigementgruppe lag bei 53,60 Jahren, das der Non-Impingementgruppe bei 50,95 Jahren. Die Auswertung des Fragebogens ergab außerdem, dass die Non-Impingementgruppe auf durchschnittlich 13,40 gespielte Golfjahre zurückblicken konnte. Die Spieler der Impingementgruppe waren im Durchschnitt 16,54 Jahre im Golfsport aktiv.

Die Impingementgruppe erzielte bei der Messung der Schlägerkopfgeschwin-digkeit einen Durchschnittswert von 116,19 km/h. Dagegen konnte die Non-

Impingementgruppe im Mittel ein Ergebnis von 125,72 km/h erreichen. Daraus ergibt sich eine Differenz der Schlägerkopfgeschwindigkeit von 9,53 km/h zwischen den beiden Gruppen. Der t-Test für unabhängige Stichproben zeigte bezogen auf die Schlägerkopfgeschwindigkeit einen signifikanten Mittelwertunterschied (p<0,01). In Abbildung 19 wird der Einfluss des Schulterimpingement Syndroms auf die Schläger-kopfgeschwindigkeit und das durchschnittliche Handicap der beiden Gruppen darge-stellt.

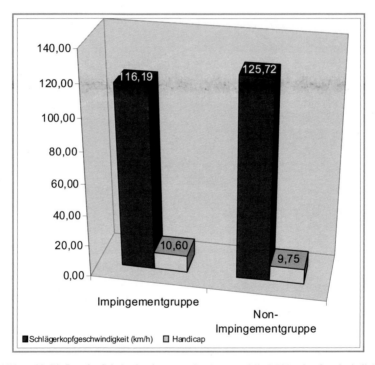

Abbildung 22: Einfluss des Schulterimpingement Syndroms auf die Schlägerkopfgeschwindigkeit

Bei näherer Betrachtung der Impingementgruppe fällt auf, dass die rechte Schulterseite mit 54,54% etwas häufiger von einem Schulterimpingement Syndrom betroffen ist, als die linke Schulterseite (45,45%). Daraus kann schlussgefolgert werden, dass die dominante rechte Schulterseite (alle untersuchten Spieler waren Rechtshänder) etwas häufiger von Überlastungsschäden im Schulterbereich betroffen ist, als die nicht dominante linke (Abb. 20).

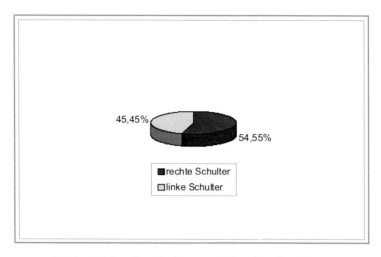

Abbildung 23: Von einem Impingement Syndrom betroffene Schulter

Innerhalb der Impingementgruppe ist es demnach für die Schlägerkopfgeschwindigkeit entscheidend, ob es sich um ein linksseitiges oder rechtsseitiges Schulterimpingement Syndrom handelt. Die Golfspieler mit einem rechtsseitigen Impingement erzielten einen durchschnittlichen Wert von 112,88 km/h, wohingegen die linksseitige Schulterimpingementgruppe einen Wert von 120,16 km/h erzielte.

Im Durchschnitt betrug das Defizit der Schlägerkopfgeschwindigkeit der Impingementgruppe „Rechts" im Vergleich zur Non-Impingementgruppe 12,84 km/h. Dagegen erzielte die Impingementgruppe „Links" eine nur um 5,53 km/h niedrigere Schlägerkopfgeschwindigkeit als die Non-Impingementgruppe. Beide Impingementgruppen zeigten ein Defizit der Schlägerkopfgeschwindigkeit im Vergleich zur Non-Impingementgruppe. Dabei scheint sich das rechtseitige Schulterimpingement Syndrom negativer auf die Schlägerkopfgeschwindigkeit auszuwirken als das linksseitige. Abbildung 21 illustriert diese Ergebnisse.

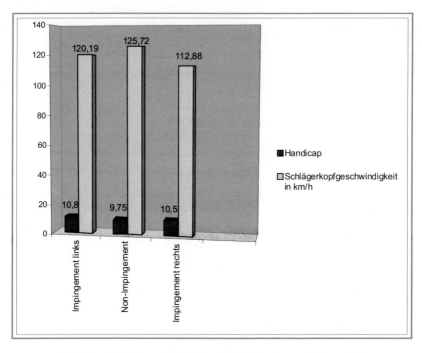

Abbildung 24: Einfluss der betroffenen Schulterimpingementseite auf die
Schlägerkopfgeschwindigkeit

Die weitere Auswertung des Fragebogens ergab, dass zum Zeitpunkt der Studie 45,5% der Spieler der Impingementgruppe akute Schulterschmerzen hatten (Non-Impingementgruppe 0%). Die Frage nach früheren Schulterschmerzen bejahten 81,1% der Impingementgruppe (Non-impingementgruppe 15,0%). Alle Spieler hatten oder haben ihre Schmerzlokalisation im subakromialen Raum oder im Bereich des M. deltoideus.

72,2% der Golfspieler mit Impingementzeichen klagten auch über andere, derzeit bestehende orthopädische Probleme. Dabei wurden Beschwerden im Bereich der Halswirbelsäle am häufigsten genannt (55,5%). In der Non-Impingementgruppe hatten insgesamt 50,0% der Spieler andere, derzeit bestehende orthopädische Probleme, wobei in dieser Gruppe die Lendenwirbelsäule wiederholt betroffen war (50,0%).

Die Auswertung der Einschätzung der eigenen Schwungtendenz ergab in der Impingementgruppe folgendes Ergenis: 70% Slice, 20% Draw und 10% Fade. Die

Schwungtendenzen Straight und Hook wurden nicht genannt. Bei der Non-Impingementgruppe stellte sich die Einschätzung der eigenen Schwungtendenz wie folgt dar: 35% Draw, 30% Straight, 15% Slice, 10% Hook und 10% Fade. Über die Schwungtendenz lassen sich Rückschlüsse auf mögliche Technikfehler des Golfspielers ziehen, welche für die Pathogenese bzw. die Pathomechanik eines Schulterimpingement Syndroms bei leistungsstarken Amateurgolfspielern relevant sein könnten.

8 Diskussion

Wie bei vielen anderen populären Sportarten, sollte auch im Golfsport die Prävention, Diagnose und Behandlung von sportartspezifischen Überlastungsschäden weiter in den Fokus von Trainern, Ärzten und Physiotherapeuten rücken. Ein immer höher werdendes konditionelles Anforderungsprofil an den einzelnen Spieler, auch im Amateurbereich, scheint ein Grund zu sein, warum Golfspieler immer häufiger von Überlastungsschäden betroffen sind (Grosheger et al., 2003). Eine fehlerhaft durchgeführte Grundschwung-technik und das repetitive Bewegungsmuster des Golfschwungs können ebenfalls zu Überlastungsschäden am Bewegungsapparat führen (Hovis et al., 2002).

8.1 Bedeutung für die Golfwissenschaft

Ein Ausgangspunkt für die Entstehung des Buches war die Aussage von McHardy & Pollard (2005), dass etwa 20% der Amateurgolfer von einem Schulterimpingement Syndrom betroffen sind. Weitere Studien konnten diese Aussage bekräftigen (Theriault & Lachance, 1998; Hovis et al., 2002). Die Ergebnisse der vorliegenden Studie liefern eine erneute Bestätigung der oben genannten Aussage, da bei 35,45% der getesteten Golfspieler ein Schulterimpingement Syndrom diagnostiziert werden konnte.

Wie bereits erwähnt, lassen sich in der Literatur keine Studien finden, die den Einfluss des Schulterimpingement Syndroms auf die Schlägerkopfgeschwindigkeit bei Golfspielern näher betrachten. Aufgrund dieser Tatsache befasst sich die vorliegende Studie mit dem Einfluss des Schulterimpingement Syndroms auf die Schlägerkopfge-schwindigkeit bei leistungsstarken Amateurgolfspielern. Die Schlägerkopfgeschwindig-keit wurde als Leistungsparameter deshalb ausgewählt, da diese maßgeblich die Flugweite des Golfballes bei einem ausgeführten vollen Grundschwung bestimmt. Die Schlägerkopfgeschwindigkeit stellt demnach ein wichtiges Leistungsparameter für den einzelnen Amateurgolfspieler dar. „Rund zwei Drittel der Unterschiede im Score von Amateuren können mit der mittleren Drivelänge aufgeklärt werden" (Letzelter & Letzelter, 1992, S. 214). Mittlerweile stehen sehr gute Geräte zur Messung der Schlä-gerkopfgeschwindigkeit zur Verfügung, wodurch eine exakte Auswertung vorgenom-men werden konnte.

In der Literatur finden sich mehrere Studien, die eine Verbesserung der Schwunggeschwindigkeit aufgrund ausgewählter Übungsprogramme belegen. Gordon et al. (2009) konnten aufzeigen, dass spezifische Kräftigungs- und Dehnübungen die Schlägerkopfgeschwindigkeit verbessern. Auch Doan et al. (2006) erzielten mit einem speziellen Trainingsprogramm bei Amateurgolfspielern eine um 3-7% höhere Schläger-kopfgeschwindigkeit. Seiler et al. (2006) erreichten mit Stabilisationsübungen für die Bauch- und Rückenmuskulatur, welche mit dem Sling-Exercise-Trainer® (SET) durchgeführt wurden, ebenfalls höhere Schlägerkopfgeschwindigkeiten bei ihren Probanden. Es handelt sich bei den untersuchten Personen der eben genannten Studien allerdings ausschließlich um gesunde erwachsene Spieler, ohne orthopädische Probleme bzw. um jugendliche Golfspieler, ohne nennenswerte akute oder chronische Beschwer-den. Die Verbesserung bestimmter konditioneller Fähigkeiten, sowohl beim Erwachse-nen als auch beim jugendlichen Golfspieler, beeinflussen demnach die Schlägerkopf-geschwindigkeit positiv. Eine Wechselwirkung zwischen orthopädischen Gelenkproblemen oder Überlastungsschäden und Defiziten in der Schwunggeschwin-digkeit erklären diese Studien allerdings nicht.

Den Einfluss eines orthopädischen Problems auf die Schlägerkopfgeschwindig-keit konnte jedoch Jermyn (2004) in seiner Studie nachweisen. Hier wurde bei Golfspie-lern mit Beschwerden im Bereich der unteren Lendenwirbelsäule die Schlägerkopfge-schwindigkeit gemessen. Anschließend erfolgte eine manipulative chiropraktische Technik von bestimmten Lendenwirbelsäulensegmenten. Im Anschluss an diese Technik wurde erneut die Schlägerkopfgeschwindigkeit der Probanden gemessen. Dabei erzielten die Spieler, nach durchgeführter Manipulation, eine im Mittel um 4,2 km/h höhere Schlägerkopfgeschwindigkeit. Dieser Wert entsprach einem reinen Fluggewinn des Golfballes (Carry Distance) um circa 8,025 Metern. Demnach können Beschwerden oder Blockaden der Lendenwirbelsäule sich negativ auf die Schläger-kopfgeschwindigkeit auswirken. Der Autor sieht die limitierte Rotationsfähigkeit der Lendenwirbelsäule bei Beschwerden in diesem Bereich, als einen Grund für die Reduzierung der Schlägerkopfgeschwindigkeit.

Für die Ausführung des Grundschwungs muss das Schultergelenk die größte Rotationsleistung bereit stellen, um eine möglichst hohe Schlägerkopfgeschwindigkeit zu erzielen. Führt eine Hypomobilität der Lendenwirbelsäulenrotation, welche maximal

6° bis 8° erreichen kann, zu einem Verlust der Schlägerkopfgeschwindigkeit, so liegt die Vermutung nahe, dass eine Hypomobiltät der Schulterrotation ebenfalls die Schlägerkopfgeschwindigkeit negativ beeinflussen kann. Gerade das Schulterimpingement Syndrom geht oftmals mit Bewegungsverlust, Schmerzen und muskulären Dysbalancen einher und kann deshalb die biomechanischen Abläufe des langen Spiels negativ beinträchtigen.

Für der vorliegende Untersuchung wurden insgesamt 31 leistungsstarke Amateurgolfspieler auf ein Schulterimpingement Syndrom untersucht. Alle in die Studie aufgenommenen Spieler waren Rechtshänder und männlichen Geschlechts. Mittels einer klinischen Untersuchung der Schulter wurde bei elf der getesteten Spieler ein Schulterimpingement Syndrom diagnostiziert. Im Anschluss an die klinische Untersuchung wurde bei allen Golfspielern die Schlägerkopfgeschwindigkeit gemessen. Aus jeweils drei „sauber" getroffenen Schlägen wurde für jeden Spieler ein Durchschnittswert der Schlägerkopfgeschwindigkeit errechnet. Der Vergleich des arithmetischen Mittels der Schlägerkopfgeschwindigkeit, zwischen der Non-Impingementgruppe und der Impingementgruppe, ergab einen um 9,53 km/h höheren Wert zugunsten der Non-Impingementgruppe. Die Differenzierung der Impingementgruppe in eine Impingementgruppe „Links" und eine Impingementgruppe „Rechts" lieferte unterschiedliche Ergebnisse. Das Defizit der Schlägerkopfgeschwindigkeit der linksseitigen Impingementgruppe im Vergleich zur Non-Impingementgruppe betrug 5,53 km/h. Die Differenz der Schlägerkopfgeschwindigkeit zwischen Non-Impingementgruppe und rechtsseitiger Impingementgruppe vergrößerte sich jedoch auf 12,84 km/h. Die Ergebnisse dieser Studie können einen signifikanten Zusammenhang ($p<0,01$) zwischen Defiziten in der Schlägerkopfgeschwindigkeit und einem bestehenden Schulterimpingement Syndrom nachweisen.

Die Golfer dieser Studie wurden auf ein Impingement Syndrom untersucht, aber nicht auf Hypomobilitäten oder muskuläre Dysbalancen. Deshalb kann keine Aussage getroffen werden, welche klinischen Zeichen des Impingement Syndroms bei einzelnen Spielern aufgetreten sind. Es wäre interessant, weitere Untersuchungen an der Impingementgruppe anzustellen, um die genaue Ursache für die Reduzierung der Schlägerkopfgeschwindigkeit näher bestimmen zu können.

8.2 Bedeutung für die Golfpraxis

Die Untersuchungsergebnisse bedeuten für die Golfpraxis, dass es trotz eines bestehenden Schulterimpingement Syndroms möglich ist, leistungsstarkes Golf zu spielen. Das durchschnittliche Handicap der Non-Impingementgruppe war im Vergleich zur Impingementgruppe lediglich 0,85 Schläge besser. Das Handicap der Non-Impingementgruppe lag dabei aber im einstelligen Handicapbereich (9,75). Dies kann ein Hinweis sein, dass Spieler mit Schulterimpingement Syndrom nicht so häufig ein einstelliges Handicap erreichen wie Spieler, die dieses Syndrom nicht aufweisen. Die geringere Schlägerkopfgeschwindigkeit der Schulterimpingementgruppe könnte diesen Sachverhalt erklären. Die Spieler mit Schulterimpingement erzielten im Durchschnitt mit jedem Schläger eine kürzere Ballflugweite. Aufgrund der geringeren Flugweite müssen häufiger lange Eisen oder Fairwayhölzer benutzt werden, um das Grün anzuspielen. Die genannten Schläger besitzen längere Schlägerschäfte und erzielen deshalb größere Ballflugweiten. Benutzt ein Spieler diese Schläger, erhöht sich damit die Schwungschwierigkeit und der Golfschlag wird unpräziser (Letzelter & Letzelter, 2002, S. 68). Für den Amateurspieler ist es demnach schwieriger von einer weiten Entfernung das Grün zu treffen, als von einer näheren Entfernung. „Der Einfluß der Entfernung zum Grün wirkt sich bei den Annäherungen nicht nur in der Quote der getroffenen Grüns aus, sondern auch in der Lage der Bälle auf dem Grün" (Letzelter & Letzelter, 1992, S. 269). Dieser Nachteil bei Annäherungsschlägen zum Grün kann auf Dauer nicht durch gutes Putten kompensiert werden. „Wer an einem Tag erfolgreich puttet, benötigt am nächsten Tag in der Regel eher mehr Putts" (Letzelter & Letzelter, 1992, S. 302).

Viele Autoren (Kim et al., 2004; Theriault, & Lachance, 1998; Lehnertz et al., 2002, S. 94) sehen das Schulterimpingement Syndrom bei Golfspielern durch Technikfehler ausgelöst. Deshalb müssen vor allem Golflehrer (Teaching Pro`s) darauf achten, dass Neueinsteiger (Rabbits) eine technisch gute und ökonomische Grundschwungtechnik erlernen, um so Überlastungsschäden vorzubeugen. Auch die Modifizierung der Schwungtechnik bei erfahrenen und leistungsstarken Golfspielern erscheint aufgrund der Häufigkeit des Schulterimpingement Syndroms wichtig zu sein. Zusätzlich sollte jeder Golfspieler, egal ob leistungsstark oder nicht, seine konditionellen und koordinativen Fähigkeiten verbessern. Der Golftrainer sollte deshalb nicht nur die Technikvermittlung des Golfgrundschwungs in den Vordergrund stellen, sondern auch die golfspezifischen konditionellen Aspekte in sein Golftraining mit aufnehmen. Der Einbau dieser Trainingselemente sctzt Kenntnisse im Bereich der Biomechanik, Anatomie und Trainingslehre voraus. Vorhandenes Wissen über die Entstehung von Überlastungsschäden (Pathomechaniken), der durch den Golfsport belasteten Gelenkstrukturen, ermöglichen das Angebot und die Anwendung von präventiven Trainingsmaßnahmen. Empfehlenswert, für die optimale gesundheitliche Betreuung von Golfspielern, ist ein interdisziplinärer Austausch zwischen Sportärzten, Sportphysiotherapeuten und Trainern, wie es beispielsweise im Fußball oder Tennis der Fall ist.

8.3 Bedeutung für die physiotherapeutische Praxis

Die Studien von MacDonald et al. (2000) und Park et al. (2005) stellen für die physiotherapeutische Praxis wichtige Erkenntnisse bereit. Die Kombination aus Test nach Neer und Hawkins-Kennedy-Test bzw. die Kombination von Hawkins-Kennedy-Test, Schmerzhaftem Bogen und Krafttest M. infraspinatus liefern reliable Untersuchungsergebnisse für ein Schulterimpingement Syndrom. Aufgrund dieser Ergebnisse, sollten in der physiotherapeutischen Praxis die oben genannten Tests auch zum Einsatz kommen, um ein Schulterimpingement Syndrom zu diagnostizieren. Als differentialdiagnostischen Test empfiehlt Buckup (2009, S. 108) den Schmerzhaften Bogen zwischen 120° und 180°, um ein Impingement Syndrom von einer acromioklavikulären Dysfunktion abzugrenzen.

Es ist nachgewiesen, dass das Schulterimpingement Syndrom ein häufig auftretendes Problem bei Golfspielern darstellt (Theriault & Lachance, 1998; Hovis et al., 2002; McHardy & Pollard, 2005). Deshalb sollte der Therapeut in seiner Anamnese nach den sportlichen Aktivitäten des Patienten fragen. Gibt ein Schulterpatient den Golfsport als Freizeitaktivität an, sollte dieser Patient, bedingt durch die Häufigkeit dieses Syndroms in dieser Sportart, auf ein Schulterimpingement Syndrom untersucht werden.

Durch Überlastung, Verletzung oder Degeneration von Muskeln-, Sehnen- oder Kapselgewebe werden Schmerzsignale ausgesendet. Diese werden von Nozirezeptoren (A-Delta-Fasern, C-Fasern) aufgenommen und über das Hinterhorn des Rückenmarks mittels des Tractus spinothalamicus an den Cortex und das limbische System weitergeleitet. Dadurch kann es zu einem tonischen reflexogenen Effekt auf die Achsen- und Extremitätenmuskulatur kommen. Dieser Reiz bewirkt einen Hartspann der Muskulatur und eine daraus resultierende Zwangshaltung (adaptives Haltungsmuster). Außerdem kann die betroffene Muskulatur mit Kraftverlust reagieren (Jones 2005). Ein durch Schmerzen ausgelöstes adaptives Haltungsmuster stört das harmonische Zusammenspiel der kinematischen Muskelketten (Meert 2009). Deshalb wirken sich Schmerzen immer negativ auf die Bewegungsleistung und -geschwindigkeit von Sportlern aus.

54,5% der Spieler der Impigementgruppe gaben allerdings keine akuten Schulterschmerzen an. Aufgrund der klinischen Untersuchung konnte jedoch auch bei diesen Spielern ein Schulterimpigement Syndrom diagnostiziert werden. Für die Reduzierung der Schlägerkopfgeschwindigkeit der Impingemnetgruppe im Vergleich zur Non-Impingementgruppe müssen demnach auch andere klinische Zeichen des Impingement Syndroms wie beispielsweise Hypomobilitäten des Schultergürtels oder muskuläre Dysbalancen verantwortlich sein. Gerade die Beweglichkeit der Schultergelenke stellt ein wichtiges konditionelles Anforderungsprofil für Golfspieler aller Alters- und Leistungsklassen dar (Grosser & Knauss 1996).

Viele physiotherapeutische Behandlungsmaßnahmen haben das Ziel, genau diese klinischen Symptome zu beseitigen. So können manualtherapeutische Mobilisationen des glenohumeralen Gelenks zu einer Verbesserung der Gelenkfunktion führen. Gleichzeitig kann sich eine Verbesserung der Gelenkmobilität positiv auf bestehende muskuläre Dysbalancen auswirken (Eder, 2010). Durch gezielte Dehnübungen werden verkürzte Muskelgruppen verlängert. Dadurch vergrößert sich das Bewegungsausmaß der gedehnten Körperabschnitte. Auch mit dieser Behandlungtechnik kann muskulären Dysbalancen entgegen gewirkt werden (Wirhed, 2001, S. 141). Gezielte Übungen zur Verbesserung der Muskelkoordination können muskuläre Dysbalancen reversibel machen und Gelenkschmerzen reduzieren (Meert, 2009, S. 431-436). Der Sportphysiotherapeut ist also in der Lage, mit gezielten Behandlungtechniken, gegen die strukturellen Dysfunktionen eines Schulterimpingement Syndroms vorzugehen.

Es liegen jedoch keine Studien vor, die den Zusammenhang zwischen einer sportphysiotherapeutischen Behandlung, welche die oben genannten Behandlungsziele beinhaltet, und einer Verbesserung der Schlägerkopfgeschwindigkeit bei Golfspielern mit Schulterimpingementzeichen nachweisen kann. Auf diesem Gebiet sollte weitere physiotherapeutische Forschungsarbeit betrieben werden. Auch der Frage, welche strukturelle Dysfunktion des Schulterimpingement Syndroms den größten Einfluss auf die Reduzierung der Schlägerkopfgeschwindigkeit hat, muss weiter nachgegangen werden. Außerdem wäre es interessant zu evaluieren, ob Dysfunktionen anderer Körperabschnitte (Halswirbelsäule, Brustwirbelsäule, Kniegelenk) ebenfalls einen negativen Einfluss auf die Schlägerkopfgeschwindigkeit haben.

Besonders, die für die Beschleunigung des Schlägerkopfes so wichtigen Mm. pectoralis major, latissimus dorsi et trapezius sollten das physiotherapeutische Interesse wecken. Jobe et al. (1986) und Kao et al. (1995) konnten in ihren Studien eine hohe Aktivität dieser Muskeln während des gesamten Grundschwungs nachweisen. Durch Dysfunktionen der genannten Muskeln kann ein Schulterimpingement Syndrom generiert werden (Warner et al., 1992; Heller et al., 1999, S. 29). Gerade auf das Korrigieren von muskulären Dysfunktion zielen viele physiotherapeutische Behandlungstechniken ab. Der Nachweis einer Verbesserung der Schlägerkopfgeschwindigkeit bei Spielern mit Schulterimpingement durch physiotherapeutische Behandlungen, wäre ein interessanter Ansatz für weitere wissenschaftliche Publikationen. Auch zusätzliche Untersuchungen, zu bestehenden muskulären Dysbalancen zwischen Schulterinnen- und Schulteraußenrotatoren bei Golfspielern, könnten wichtige Erkenntnisse für die physiotherapeutische Praxis liefern. Genauso sollte der Einfluss von Hals- oder Brustwirbelsäulenproblemen auf ein Schulterimpingement Syndrom näher abgeklärt werden. Falls es Korrelationen zwischen Funktionsverlusten oder Schmerzen im Bereich dieser beiden Wirbelsäulenabschnitte und einem Schulterimpingement Syndrom gibt, muss die Hals- oder Brustwirbelsäule konsequent in das physiotherapeutische Behandlungsschema eingebaut werden.

Wurnig (2000) kam allerdings zu der Erkenntnis, dass es kaum verlässliche Veröffentlichungen über die Wirksamkeit einzelner konservativer Therapiestrategien bei Schulterimpingement Syndromen gibt. Es muss Aufgabe der physiotherapeutischen Wissenschaft sein, die Wirksamkeit einer konservativen, physiotherapeutischen Therapie nachzuweisen, um dem Schulterimpingement Syndrom, nicht nur bei Golfspielern, mit evidenzbasierten Therapiekonzepten entgegentreten zu können.

Wiederum Wurnig (2000) postuliert die Meinung, dass der Einfluss pathologischer Veränderungen der muskulären Balance in vielen Schulterstudien nicht ausreichend berücksichtigt wird. Auch diese Studie kann keine Erkenntnisse über den Einfluss von myofaszialen Dysbalancen auf die Reduzierung der Schlägerkopfgeschwindigkeit der Impingementgruppe liefern. Die Behandlung von myofascialen Strukturen nimmt in der Physiotherapie einen immer höhen Stellenwert ein. Sicherlich wäre es interessant, die oben angeführten Muskeln in ein physiotherapeutisches Behandlungskonzept zu integrieren und die Wirkung dieses Behandlungskonzepts auf die Schlägerkopfgeschwindigkeit bei leistungsstarken Amateurgolfspielern zu untersuchen.

9 Zusammenfassung

Überlastungsschäden an den Gelenkstrukturen treten auch im Golfsport, welcher nicht für seine Verletzungsanfälligkeit bekannt ist, immer häufiger auf. Besonders der untere Rücken, die Schulter und der Ellenbogen sind den Belastungen des Golfschwungs ausgesetzt. Als Synonym für eine Schulterimpingement Problematik bei aktiven Golfspielern hat sich, aufgrund der häufig gestellten Diagnose, der Begriff Golfschulter in der medizinischen Fachsprache etabliert. Trotz dieser Tatsache finden sich in der Literatur keine Studien, die sich mit dem Einfluss des Schulterimpingement Syndroms auf die Schlägerkopfgeschwindigkeit befassen.

Ziel der vorliegenden Untersuchung war es, zu überprüfen, welche Wirkung das Schulterimpingement Syndrom auf die Schlägerkopfgeschwindigkeit von leistungsstarken Golfspielern hat.

In die Studie konnten 31 leistungsstarke Amateurgolfspieler einbezogen werden. Diese wurden mittels des Neer Tests, des Hawkins-Kennedy-Tests, des Schmerzhaften Bogens und des Krafttests M. infraspinatus auf ein Schulterimpingement Syndrom untersucht. Aufgrund der Testergebnisse erfolgte eine Einteilung der Golfspieler in eine Impingementgruppe und eine Non-Impingementgruppe. Im Anschluss an die Schulteruntersuchung wurde von jedem Golfspieler die Schlägerkopfgeschwindigkeit ermittelt. Hierfür wurde der PureLaunch™ Pro Specifications der Firma Zelocity™ verwendet. Der Durchschnittswert aus drei geschlagenen Bällen ergab den für die Studie relevanten Wert der Schlägerkopfgeschwindigkeit.

Die vorliegende Untersuchung konnte einen signifikanten Unterschied der Schlägerkopfgeschwindigkeit zwischen der Non-Impingementgruppe und der Impingementgruppe aufzeigen. Dabei erzielte die Non-Impingementgruppe einen um 9,53 km/h höheren Wert der Schlägerkopfgeschwindigkeit als die Impingementgruppe. Die Schlägerkopfgeschwindigkeit bei Spielern mit einer linksseitigen Schulterimpingement Symptomatik war allerdings deutlich höher (120,16 km/h), als bei Golfern mit einem rechtseitigen Schulterimpingement (112,88 km/h).

Die vorliegende Studie konnte beweisen, dass ein bestehendes Schulterimpingement Syndrom die Schlägerkopfgeschwindigkeit nachteilig beeinflussen kann. Der limitierende Faktor, der sich letztendlich für die Reduzierung der Schlägerkopfgeschwindigkeit verantwortlich zeigt, wurde nicht näher bestimmt. Deshalb sollten

Golfspieler mit einem Schulterimpingement Syndrom auch auf bestehende muskuläre Dysbalancen, Hypomobilitäten der Schultergelenke und muskuläre Dysfunktionen untersucht werden. Gerade der Einfluss pathologischer Veränderungen der muskulären Balance wird in vielen Schulterstudien nicht berücksichtigt. Die Behandlung von myofascialen Strukturen, welche für muskuläre Dysbalancen verantwortlich sind , nimmt in der Physiotherapie einen hohen Stellenwert ein. Deshalb sollte weitere Forschungsarbeit, über die Wirksamkeit von myofascialen Behandlungen bei Schulterimpingement Syndromen, betrieben werden.

VI. Literaturverzeichnis

1. **Anderl, W. & Heuberer, W. (2009).** Grundlagen und Technik arthroskopischen Rotatorenmanschetten-Rekonstruktion. Sport Orthop. Traumatol., 25(1), 12-18.

2. **Appell, H. & Menke, W. (2001).** Obere Extremität und ihre Verletzungen. In: Rost, R. (Hrsg.). Lehrbuch der Sportmedizin (S. 239-261). Köln: Deutscher Ärzte Verlag.

3. **Ballreich, R. & Mund, R. (1999).** Biomechanik des Golfspiels. Gräfelfing: E. Albrecht Verlag.

4. **Bertram, C., König, D. & Kausch, T. (1999).** Die Schulter im Ballsport. In: Peters, M. & Kausch, T. (Hrsg.). Die Schulter im Sport (S. 38-41). Stuttgart: Georg Thieme Verlag.

5. **Bettin, D., Woltering, H. & Schuhmacher, S. (1992).** Der Schulterschmerz bei Wasserballern in einer Analyse von Muskelquerschnitt und funktioneller Instabilität. Deutsche Zeitschrift für Sportmedizin, 43, 292-320.

6. **Bigliani, L., Morrison, D. & April, E. (1986).** Morphology of the acromion and its relationship to rotator cuff tear. Orth. Trans., 10, 228.

7. **Bigliani, L., Morrison, D. & April, E. (2002).** The relative importance of acromial morphology and age with respect to rotator cuff pathology1. Journal of Shoulder and Elbow Surgery, 11, 327-330.

8. **Breitenseher, M. (2005).** Der MR-Trainer – Obere Extremität (S. 174-227). Stuttgart: Georg Thieme Verlag.

9. **Breusch, S., Mau, H. & Sabo, D. (2006).** Klinikleitfaden Orthopädie. München: Urban & Fischer.

10. **Buckup, K. (2009).** Klinische Tests an Knochen, Gelenken und Muskeln. Stuttgart: Georg Thieme Verlag.

11. **Deutscher Golf Verband (2010).** Entwicklung von 1907 bis heute. http://www.golf.de/dgv/statistiken.cfm (26.10.2010). Deutscher Golf Verband.

12. **Dinse, C. (2004).** Personal Golf-Fitness. Hamburg: Rowohlt Verlag.

13. **Doan, B., Newton, R., Know, Y. & Kraemer, W. (2006).** Effects of physical conditioning on intercollegiate golf performance. Journal of Strenght & Conditioning Research, 20, 62-72.

14. **Drumm, F., Birkner, W. & Henche, H. (2001).** Diagnose von Rotatorenmanschettenläsionen des Schultergelenks. Arthroskopie, 14 (2), 94-102.

15. **Eder, K. (2010).** Sportphysiotherapie Seminarskript. Unveröffentlichtes Manuskript, Eden Reha Donaustauf.

16. **Fett, H. (2010).** Sportphysiotherapie Seminarskript. Unveröffentlichtes Manuskript, Eden Reha Donaustauf.

17. **Fleisig, G., Andrews, J., Dillman, C. & Escamilla, R. (1995).** Kinetics of baseball pitching with implications about injury mechanisms. The American Journal of Sports Medicine, 23 (2), 233-239.

18. **Gordon, B., Moir, G., Davis, S., Witmer, C. & Cummings, D. (2009).** An Investigation Into the Relationship of Flexibility, Power and Strenght to Club Head Speed in Male Golf. Journal of Strenght & Conditioning Research, 23(5), 1606-1610.

19. **Grifka, J. (2005).** Orthopädie und Unfallchirurgie. München: Urban & Fischer.

20. **Grosheger, G., Liem, D., Ludwig, K., Greshake, O. & Winkelmann, W. (2003).** Injuries and Overuse Syndroms in Golf. Am J Sports Med, 31(3), 438-443.

21. **Grosser, M. (2009).** C-Trainer-Ausbildung. Unveröffentlichtes Manuskript, Bayrischer Golfverband München.

22. **Grosser, M. & Knauss, C. (1996).** Konditionstraining im Golfsport. Wiesba-den-Nordenstadt: Chmielorz Verlag.

23. **Haaker, R. (1996).** Sportverletzungen – Was tun? Berlin: Springer Verlag.

24. **Hamster, R. (2005).** Golfwissen auf einen Blick. München: BLV Buchverlag.

25. **Heller, K., Forst, J. & Forst, R. (1999).** Schulterinstabilität im Sport. In: Peters, K. & Kausch, T. (Hrsg.). Die Schulter im Sport (S. 28-34). Stuttgart: Georg Thieme Verlag.

26. **Hovis, W., Dean, M., Mallon, W. & Hawkins, R. (2002).** Posterior instability of the shoulder with secondary impingement in elite golfers. Am J Sport Med, 30, 886-890.

27. **Hume, P., Keogh, J. & Reid, D. (2005).** The Role of Biomechanics in Maximising Distance and Accuracy of Golf Shots. Sports Medicine, 35, 429-449.

28. **Jermyn, G. (2004).** The immediate effect of spinal manipulativ therapy on club head velocity in amateur golfers suffering from mechanical lower back pain. http://ir.dut.ac.za/bitstream/handle/10321/285/Jermyn_2004.pdf?sequence=1 (26.09.2010). Durban University of Technology.

29. **Jobe, F., Moynes, D. & Antonelli, D. (1986).** Rotator cuff function during a golf swing. Am J Sport Med, 14, 388-392.

30. **Jobe, F. & Pink, M. (1996).** Shoulder Pain in Golf. Clin Sports Med, 15, 55-63.

31. **Jones, L. (2005).** Strain-Counterstrain. München: Urban & Fischer Verlag.

32. **Kao, J., Pink, M., Jobe, F. & Perry, J. (1995).** Electromyographic analysis of the scapula muscles during a golf swing. Am j Sports Med, 23, 19-23.

33. **Kasten, P. & Lützner, J. (2010).** Tendopathie der Sportlerschulter. Deutsche Zeitschrift für Sportmedizin, 61, 84-90.

34. **Kapandji, I. (2006).** Funktionelle Anatomie der Gelenke. Stuttgart: Georg Thieme Verlag.

35. **Kieft, G., Bloem, J., Rozing, P. & Obermann, W. (1988).** Rotator cuff impingement syndrome. Radiology, 166, 211-214.

36. **Kim, D., Millett, P., Warner, P. & Jobe, F. (2004).** Shoulder Injuries in Golf. Am J Sports Med, 32, 1324-1330.

37. **König, D. & Kausch, T. (1999).** Klinische Untersuchung des Schultergürtels. In: Peters, K. & Kausch, T. (Hrsg.). Die Schulter im Sport (S. 1-5). Stuttgart: Georg Thieme Verlag.

38. **Lehnertz, K. & Quirmbach, S. (1996).** Die Technik des Golfschwungs. Gräfelfing: E. Albrecht Verlag.

39. **Lehnertz, K., Quirmbach, S., & Heuler, O. (2002).** Die Technik des Golfschwungs. Gräfelfing: Albrecht Golf Verlag.

40. **Lessl, W. & Imhoff, A. (1999).** Die arthroskopische subacromiale Dekompression. In: Imhoff, K. & König, U. (Hrsg.). Schulterinstabilität-Rotatorenmanschette (S. 180-190). Darmstadt: Steinkopf Verlag.

41. **Letzelter, H. & Letzelter, M. (1992).** Leistungsdiagnostik im Golf: Spielerfolg und Spielverlauf. Ahrensburg: Verlag Ingrid Czwalina.

42. **Letzelter, H. & Letzelter, M. (2002).** Golftechniken: Wieso, weshalb, warum?: Eine Trainings- und Bewegungslehre des Golfspiels. Münster: Philippka-Sportverlag.

43. **Lomba, J. & Peper, W. (2007).** Handbuch der Chiropraktik und strukturellen Osteopathie. Stuttgart: Karl F. Haug Verlag.

44. **MacDonald, P., Clark, P. & Sutherland, K. (2000).** An analysis of the diagnostic accuracy of the Hawkins and Neer subacromiale impingement signs. J. Shoulder Elbow Surg., 924, 299-301.

45. **Mayerhöfer, M. & Breitenseher, M. (2004).** Schulterimpingement. Der Radiologe, 44 (6), 569-577.

46. **McHardy, H. & Pollard, A. (2005).** Golf and upper limb injuries: A summary and review of the literature. Chiropractic & Osteopathy, 25, 7-13.

47. **Meert, G. (2009).** Das Becken aus osteopathischer Sicht. München: Urban & Fischer Verlag.

48. **Morrison, D., Frogameni, A. & Woodworth, P. (1997).** Non-Operative Treatment of Subacromial Impingement Syndrome. The Journal of Bone and Joint Surgery, 79, 732-37.

49. **Neer, C. (1972).** Anterior Acromioplasty for the chronic Impingement Syndrome in the Shoulder: A PRELIMINARY REPORT. The Journal of Bone and Joint Surgery, 54, 41-50.

50. **Park, H., Yokota, A., Gill, H., El Rassi, G. & McFarland, E. (2005).** Diagnostic accuracy of clinical tests for the different degrees of subacromial impingement syndrome. The Journal of Bone and Joint Surgery, 87, 1446-55.

51. **Pink, M., Jobe, F., & Perry, J. (1990).** Electromyographic analysis of the shoulder during the golf swing. Am J Sports Med, 18, 137-140.

52. **Platzer, W. (1991).** Taschenatlas der Anatomie (Band 1: Bewegungsapparat). Stuttgart: Georg Thieme Verlag.

53. **Seiler, S., Skaanes, P., Kirkesola, G. & Katch, F. (2006).** Effects of Sling Exercise Training on Maximal Clubhead Velocity in Junior Golfers. Medicine & Science in Sports & Exercise, 38, 286.

54. **Theisen, C., van Wagensveld, A., Timmesfeld, N., Fuchs-Winkelmann, S. & Schofer, M. (2009).** Das Impingementsyndrom der Schulter – Wie gut sind die klinischen Untersuchungsmethoden?. Obere Extremität, 4 (2), 101-108.

55. **Theriault, G. & Lachance, P. (1998).** Golf injuries: An overview. Sports Medicine, 26, 43-57.

56. **Tibone, L., Jobe, F., Kerlan, R. & Carter, V. (1985).** Shoulder impingement syndrome in athletes treated by an anterior acromiolaty. Clinical orthopaedics and related research, 198, 134-140.

57. **Warner, J., Micheli, L., Arslanian, L., Kennedy, J. & Kennedy, R. (1992).** Scapulothoracic motion in normal shoulders and shoulders with glenohumeral instability and impingement syndrome. A study using moiré topographic analysis. Clinical orthopaedics and related research, 285, 191-199.

58. **Watkins, R., Gurvinder, S., Perry, J., Pink, M. & Dinsay, J. (1996).** Dynamic electromyographic analysis of trunk musculature in professional golfers. Am J Sports Med, 24, 535-538.

59. **Weishaupt, P., Mederer, A., Brüderlein, H., Möckel, F. & Denner, A. (2001).** Die Wirbelsäulenmuskulatur von Golfspielern. Gesundheitssport und Sporttherapie, 17, 112-115.

60. **Winkel, D., Vleeming, A., Fisher, S., Meijer, O. & Vroege, C. (1995).** Nichtoperative Orthopädie Teil 1. Stuttgart: Gustav Fischer Verlag.

61. **Wirhed, R. (2001).** Sportanatomie & Bewegungslehre. Stuttgart: Schattauer Verlag.

62. **Wurnig, C. (2000).** Impingement. Der Orthopäde, 29 (10), 868-880.

63. **Zelocity. (2006).** Manual for PureLaunch™.

VII. Anhang

Untersuchungsbogen

1. Wie alt sind Sie?   _____

2. Wie viele Jahre spielen Sie Golf?   _____

3. Wie hoch ist Ihr derzeitiges Handicap?   _____

4. Wie oft in der Woche spielen Sie Golf?   _____

5. Welche Schwungtendenz haben Sie?

□ Straight   □ Slice   □ Hook   □ Fade   □ Draw

6. Haben Sie zur Zeit Schulterbeschwerden?

□ Nein

□ Ja, linke Schulter

□ Ja, rechte Schulter

□ Ja, beide Schultern

7. Hatten Sie in der Vergangenheit schon einmal Schulterbeschwerden?

□ Nein

□ Ja, rechte Schulter

□ Ja, linke Schulter

□ Ja, beide Schultern

8. Mussten Sie sich schon einmal einer Schulteroperation unterziehen?

□ Nein   □ Ja, linke Schulter   □ Ja, rechte Schulter

9. Üben Sie neben dem Golfsport andere Sportarten aus?

□ Nein   □ Ja

Wenn ja, welche?_____

10. Haben Sie in der Vergangenheit andere Sportarten ausgeübt?

□ Nein   □ Ja

Wenn ja, welche?_____

11. Haben Sie derzeit andere orthopädische Probleme?

□ Nein   □ Ja

Wenn ja, welche?_____

12. Klinische Untersuchung

	linke Schulter		**rechte Schulter**	
Test nach Neer	□ positiv	□ ohne Befund	□ positiv	□ ohne Befund
Test nach Hawkins	□ positiv	□ ohne Befund	□ positiv	□ ohne Befund
Test M. infraspinatus	□ positiv	□ ohne Befund	□ positiv	□ ohne Befund
Schmerzhafter Bogen	□ positiv	□ ohne Befund	□ positiv	□ ohne Befund

13. Messung der Schwunggeschwindigkeit

1. Schlag _____ km/h

2. Schlag _____ km/h

3. Schlag _____ km/h

Durchschnittswert: _____ km/h

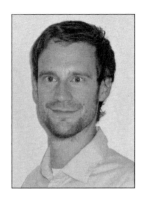

Der Autor:

Michael Östreicher, 1976 in Weiden i. d. Oberpfalz geboren, schloss 2001 seine Ausbildung zum Physiotherapeuten (PT) erfolgreich ab und absolvierte sein berufsbegleitendes Studium zum Dipl.-PT (FH) in Nürnberg. Durch seine langjährige Tätigkeit in einem Rehazentrum für Leistungssportler in Donaustauf verfügt der Autor über einen großen Erfahrungswert auf dem Gebiet der Therapie bzw. Rehabilitation von Verletzungen und Überlastungsschäden bei Spitzensportlern multipler Disziplinen. Der Autor ist lizenzierter Sportphysiotherapeut des Deutschen Olympischen Sportbundes und doziert seit dem Jahre 2010 an einer Berufsfachschule für Physiotherapie. Als begeisterter Hobbygolfspieler war es für ihn von großem Interesse über das Thema Schulter-Impingement-Syndrom (Golfschulter) bei leistungsstarken Amateurgolfspielern zu schreiben und den Einfluss dieser Problematik auf die Schlägerkopfgeschwindigkeit zu analysieren.